Frauenärztliche Taschenbücher

Herausgeber: Thomas Römer, Andreas D. Ebert

W0039227

Maritta Kühnert

Geburtshilfliche Operationen

DE GRUYTER

Prof. Dr. med. Maritta Kühnert
Universitätsklinikum Gießen und Marburg
Klinik für Geburtshilfe und Perinatalmedizin
Baldingerstraße
35043 Marburg
E-Mail: kuehnert@med.uni-marburg.de

Das Buch enthält 66 Abbildungen und 10 Tabellen.

Die Buchreihe *Frauenärztlichen Taschenbücher* wurde von Prof. Dr. med. Wolfgang Straube, Rostock und Prof. Dr. Thomas Römer, Köln, gegründet.

ISBN 978-3-11-022870-0
e-ISBN 978-3-11-022871-7

Library of Congress Cataloging-in-Publication Data

Kühnert, Maritta.
  Geburtshilfliche Operationen / by Maritta Kühnert.
     p. cm. -- (Frauenärztliche Taschenbücher)
  Includes bibliographical references.
  ISBN 978-3-11-022870-0 (acid-free paper)
 1. Generative organs, Female--Surgery--Handbooks, manuals, etc. I. Title.
  RG104.K84 2011
  618.1'059--dc23   2011029556

Bibliografische Information der Deutschen Nationalbibliothek

Die Deutsche Nationalbibliothek verzeichnet diese Publikation in der Deutschen Nationalbibliografie; detaillierte bibliografische Daten sind im Internet über http://dnb.d-nb.de abrufbar.

Printed in Germany.
www.degruyter.com
Projektplanung und -durchführung: Dr. Petra Kowalski
Projektmanagement: Britta Nagl
Gesamtherstellung: Beltz Bad Langensalza GmbH, Bad Langensalza

Vorwort

Das vorliegende Buch möchte im klinischen Alltag Hilfestellung leisten bei der Indikationsstellung und Durchführung von geburtshilflichen Operationen.
Gleichzeitig sollen Kontraindikationen und mögliche Komplikationen sowie deren Behandlung beschrieben werden.
Die zugehörigen Abbildungen erläutern Schritt für Schritt das operative Vorgehen und ermöglichen auf diese Weise zumindest ein theoretisches Erlernen der jeweiligen Operation.
Die eigenhändige Durchführung kann dadurch unter entsprechender, qualifizierter Fachaufsicht deutlich erleichtert werden. Es versteht sich von selbst, dass die praktischen Fertigkeiten von jedem Operateur persönlich erworben werden müssen.
Wir haben bewusst für dieses Buch das Kitteltaschenformat gewählt, damit speziell die jüngeren Kollegen stets schnell ein adäquates Nachschlagwerk zur Verfügung haben.

Marburg, im Oktober 2011   Maritta Kühnert

Inhaltsverzeichnis

1 Therapie der Zervixinsuffizienz

Eine Zervixinsuffizienz als mechanischer Defekt des Zervixgewebes führt mit zunehmendem Größenwachstum des Uterus ab dem 2. Trimenon zur frühzeitigen Zervixeröffnung. Bestimmte Bindegewebsdefekte wie das Marfan-Syndrom können auch dafür ursächlich verantwortlich sein.

Funktionelle Störungen des Zervixverschlussapparates vermögen aszendierende Infektionen als Ursache von Spätaborten und Frühgeburten zu fördern.

Hierzu zählen:
- eine verminderte funktionelle Zervixlänge,
- eine fehlende Engstellung,
- fehlender oder funktionsuntüchtiger Schleim und
- Verletzungen der Zervix wie z. B. große Emmetrisse.

1.1 Vor der Schwangerschaft

1.1.1 Isthmorrhaphie (nach Lasch)

Definition

Prophylaktische Beseitigung eines Defektes der mittleren Uterusvorderwand im Bereich von Isthmus oder Zervix uteri außerhalb der Schwangerschaft, der eine Zervixinsuffizienz bewirkt.

Indikationen

Diese ergeben sich aus der Anamnese: Z. n. mehreren Spätaborten nach der 16. SSW mit „stiller" Zervixeröffnung (d. h. ohne klinische Symptomatik wie Schmerzen, Blutung, Wehen) und schnellem Ausstoßen der Schwangerschaft nach vorzeitigem Blasensprung.

Kontraindikationen

Bestehende Schwangerschaft; heutzutage zugunsten einer Cerclage mit oder ohne totalem Muttermundverschluss oder eines Pessars (z. B. Cerclagepessar nach Arabin) nicht mehr gebräuchlich.

Technik
Einlegen eines Hegarstiftes in den Zervikalkanal, Ertasten eines Wanddefektes oder einer alten Ruptur mit dem Zeigefinger, anschließend Eröffnen der Zervixvorderwand median längs oder bogenförmig quer, Exzision des veränderten Wandstückes im Gesunden, wobei vielfach der Zervikalkanal eröffnet wird, Vernähen der Wundränder durch resorbierbare Einzelknopfnähte über einen im Zervikalkanal liegenden Hegarstift der Größe 3 oder 4.

Komplikationen
Diese sind selten; dazu zählen Sekundärheilungen, die eine erneute Operation nach sich ziehen können oder Zervixstenosen mit Retention von Menstrualblut und Dysmenorrhoe (Therapie: Aufdilatieren).
Unter der Geburt kann es zu einer zervikalen Dystokie mit der Konsequenz einer Sectio caesarea kommen.

1.2 Während der Schwangerschaft

1.2.1 Cerclage

Definition
Einfacher mechanischer Verschluss des Isthmus uteri durch Umschlingung der Zervix mit einem Kunststoffband (= Cerclageband) bei vorzeitiger Zervixeröffnung als adäquate Therapie.
Ziel ist die Stabilisierung des Halteapparates der Zervix oder Wiederherstellung der Zervix, um eine akzidentielle Eröffnung des inneren Muttermundes zu verhindern und um damit die Schwangerschaft bis zum Termin zu prolongieren und die perinatale Mortalität und Morbidität zu verringern.

Indikationen
Prophylaktisch elektiv nach Anamnese und Befund oder therapeutisch bei manifester signifikanter Muttermundseröffnung oder Zervixverkürzung ergeben sich folgende Empfehlungen (nach Debbs, 2009):

1. Anamnestische Indikationen: Z. n. drei Frühgeburten oder Spätaborten im zweiten Trimenon oder zwei Aborte im zweiten Trimenon ohne ersichtlichen Grund (Level B II-1 und II-2).

2. Rezidivierende stille Eröffnung und Abort oder offensichtliche anatomische Defekte wie ausgeprägte Zervixlazerationen.

3. Ultraschallmonitoring ab der 16. SSW bei Z. n. Frühgeburt oder Spätaborten im zweiten Trimenon zwecks Ultraschallindikation für eine Cerclage ab einer Zervixlänge < 25 mm (Level A und I).

4. Z. n. Konisation oder Fehlbildungen der Zervix oder Z. n. multiplen Dilatationen und Ausschabungen und kurzer Zervix ohne Spätabort oder Frühgeburt in der Anamnese (Level B II-1 und II-2).

5. Eine transabdominale Cerclage kann erwogen werden bei Z. n. anamnestisch inizierter Cerclage oder Frühgeburt < 32. SSW oder Spätabort im 2. Trimenon (Level B II-2, II-3 und III).

6. Frauen mit Mehrlingsschwangerschaften profitieren nicht von einer elektiven Cerclage (Level A und I).

7. Frauen mit Mehrlingsschwangerschaften und entweder digital oder ultrasonographisch festgestellter verkürzter oder eröffneter Zervix haben keinen Vorteil durch eine Cerclage, die sich eher schädlich auf den Verlauf auswirkt (Level B II-2; hier wären randomisierte Studien sinnvoll).

8. Frauen mit prolabierter Fruchtblase (Sanduhrphänomen; „Ballooning") oder digital festgestellter Zervixeröffnung sollten auf intraamniale Infektionen untersucht werden, bevor eine Cerclage indiziert wird (Level B II-2). In dieser Population existieren nur inkonsistente Daten und individuelles Vorgehen ist angebracht bis große randomisierte Studien vorliegen (Level B II-1 und C-III).

9. Die Begutachtung von Patientinnen mit vorzeitiger Zervixeröffnung, („funneling") oder Verkürzung der Zervix im Ultraschall sollte eine exakte Diagnostik von Hinweisen auf Wehen, Infektionen, Fehlgeburtssymptomen, fetalen Anormalien und intrauterinen/myometralen Ursachen für Zervixveränderungen beinhalten (Level C).

10. Begutachtungen von Frauen nach Schwangerschaft mit Z. n. Spätabort im zweiten Trimenon oder Frühgeburt sollten folgendes beinhalten: Beurteilung des Cavum uteri, frühere Plazentahistologien betreffs genetischer thrombophiler oder infektiöser Genese, Autopsiebefunde und eine ausführliche Untersuchung auf geburtshilfliche Verletzungen (Level B II-2).

Kontraindikationen
Nachgewiesene Infektionen, vorzeitiger Blasensprung.

Zeitpunkt der Durchführung
Geplant in der 16. SSW, bei späterer Indikationsstellung ist die obere Grenze bis zur 28. SSW.

Techniken
1. **Cerclage nach Shirodkar** („Blutige Methode"; Einführung 1955)

   Technik: Einstellen der Portio mittels Specula und Fassen mit Fensterklemmen an der vorderen und hinteren Muttermundslippe. Hohe Inzision der Scheidenhaut an der Zervixvorderwand und Zervixhinterwand quer über 3 cm und stumpfes Abpräparieren. Hochschieben der Harnblase bis in Höhe des inneren Muttermundes, Durchziehen eines Kunststoffbandes vom hinteren zum vorderen Scheidenhautschlitz und Verknoten desselben bis der innere Muttermund wieder geschlossen ist (ggf. vorsichtiges Hochziehen des Eipols!). Es empfiehlt sich, die Fadenenden mit mindestens 3 cm Abstand zur Zervixwand nochmals zu verknoten. Auf diese Weise wird das Auffinden vor Entfernen, bei Wehenbeginn oder bei 36 + 0 SSW, erleichtert. Das Ziehen der Cerclage erfolgt in der Regel ambulant.

2. **Cerclage nach McDonald** („unblutige Methode", Einführung 1957)

   Technik: Tabaksbeutelnaht mit einem Kunststoffband, das im umgekehrten Uhrzeigersinn bei 12.00 h, 9.00 h, 6.00 h, 3.00 h und wieder bei 12.00 h ein- und ausgestochen und bei 12.00 h verknotet wird, möglichst hoch oben, aber unterhalb der Blasenfalte. Auch bei dieser Methode erfolgt die Sicherung des Bandes wie beim Shirodkar-Verfahren durch einen versetzten Knoten in Richtung Fadenenden.

3. **Sonderform: Transabdominale Cerclage (TAC)** (nach Benson und Durfee, 1965)

   Vorbedingungen:
   a) Bekanntes Gestationsalter,
   b) positive fetale Herzaktion,
   c) kein Anhalt für fetale Fehlbildungen im Ultraschall.

Indikationen: Meist im Intervall nach wiederholten Aborten oder Frühgeburt bei klinisch suspekter Zervikalinsuffizienz nach vorheriger fehlgeschlagener oder technisch nicht durchführbarer Cerclage, aufgebrauchter Zervix oder substantieller vaginaler Pathologie (z. B. Status nach hoher Zervixamputation, ausgeprägter Konisation, angeborener Zervixfehlbildung) empfiehlt sich bei kurzer Zervix die abdominelle Cerclage.

Technik: Nach kleinerem Unterbauchquerschnitt (Pfannenstiel) wird die Harnblase von der Zervix abpräpariert und das Cerclageband medial von der A. cervicalis eingelegt (Ggf. sollte eine Adhäsiolyse erfolgen). Das Band wird jeweils auf der Höhe der Verbindung des aszendierenden und des deszendierenden Astes der A. uterina eingebracht. Der Knoten kann sowohl posterior liegen (um Blasenirritation zu vermeiden und eine Kolpotomie zu ermöglichen bei der Exstirpation) als auch anterior um eine komplette Blutstillung durch Zug an der Naht zu erreichen. Das Band wird 1 cm medial und 1 cm superior von den Ligamentae sacrouterinae am hervorluxierten Uterus eingeführt. Bei Bluttrockenheit wird der Uterus reponiert und das Abdomen geschlossen (Debbs, 2009). ▶ Abbildung 1.1a, b zeigt eine liegende Transabdominale Cerclage.

Die Entbindung erfolgt per Sectio in der 36.–38. SSW; das Cerclageband verbleibt in situ. Die Überlebensrate der Neonaten beträgt 93 % versus 27 % (Lotgering).

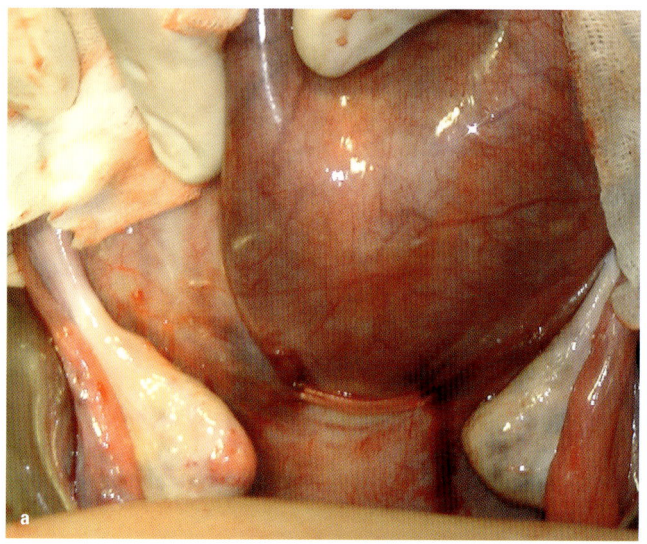

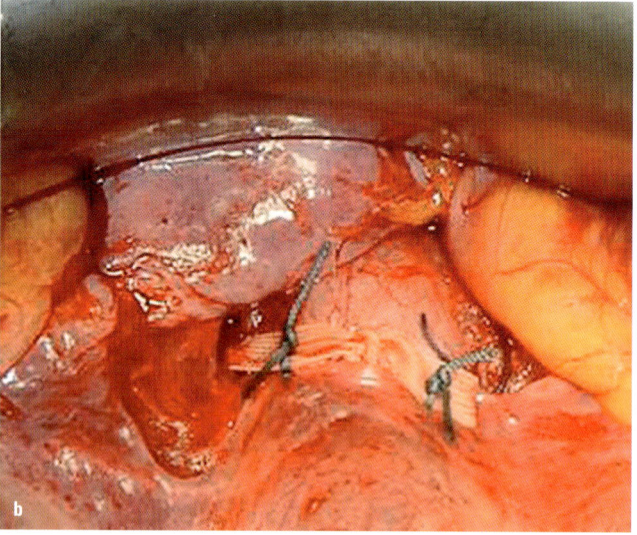

Komplikationen (Berschak, 1984; Ben-Baruch, 1980; Jongen, 1997)**:**
* lokale Infekte, Amnioninfekte, vorzeitige Wehen, vorzeitige Blasensprünge, vorzeitige Plazentalösungen, Zervixläsionen, zervikovaginale, uterovaginale und vesikovaginale Fisteln, zervikale Dystokien, Zervixstenosen, Uterusrupturen und Anästhesiekomplikationen.

Sollte eine Cerclage, die disloziert ist, erneut gelegt werden?
Frauen mit einer anamnestisch indizierten liegenden Cerclage, die disloziert ist oder eine signifikante Zervixverkürzung aufweisen, zeigen kein Benefit durch eine Re-Cerclage (randomisierte Studien zu dieser Frage existieren bislang nicht; eine Fall-Kontrollstudie fand eine höhere Inzidenz für Frühgeburten bei Re-Cerclage (Baxter, 2005).

1.2.2 Totaler Muttermundsverschluss (TMV)

Definition
Erich Saling hat 1981 den totalen Muttermundverschluss (TMV) eingeführt. Er unterscheidet:
1. den frühen TMV, der vor der 16 + 0 SSW durchgeführt wird bei weitestgehend erhaltener Zervix und einer Zervixlänge von > 3,0 cm, gemessen per transvaginalem Ultraschall;

◄

Abb. 1.1a, b: Liegende transabdominale Cerclage
Abdominale Cerclage bei einer Patientin nach zweimaliger Konisation, totalem Verlust der externen Zervix und Geminigravidität bei 14 SSW nach negativem Erst-Trimester-Screening; nach abgeschlossener Operation lateralem Abpräparieren der A. uterina, Ansicht des Verlaufs des Mersilenebands von dorsal (a) (Neuformierung einer Halterung aus unteren Uterinsegment) von ventral (b) – nach Versenken der Enden des Bandes lateral (mit freundl. Genehmigung von Fred Lotgering und Prof. Dr. med. Birgit Arabin, Marburg; Fotos: Clara Angela Foundation).

2. den späten TMV, der vor der 16 + 0 SSW oder bei einer per transvaginalem Ultraschall gemessenen Zervixlänge von < 3,0 cm durchgeführt wird.

Ferner differenziert Saling zwischen:

1. dem großen TMV: bestehend aus 2–3 zirkulären intrazervikalen Nähten und 2 äußeren Einzelknopfnahtreihen, nach Entfernen des Zervixepithels im Bereich der Portio und des unteren Zervikalkanals;

2. dem kleinen TMV: bestehend aus 2–3 zirkulären intrazervikalen Nähten, nach Entfernen des Zervixepithels im unteren Zervikalkanal.

Indikationen

- Für den frühen TMV (FTMV) – Prävention von Frühgeburten bei:
  - Z. n. > 2 Aborte > 12 + 0 SSW
  - Z. n. früher Frühgeburt < 32 + 0 SSW, verursacht durch eine Infektion oder bei unklarer Genese
  - großzügig bei Patientinnen mit weiteren Fertilitätsproblemen
  - großzügig bei älteren Schwangeren (speziell am Ende der Reproduktionsphase)
  - großzügig bei Mehrlingen (Datenlage aufgrund fehlender Studien noch unklar)
- Für den späten TMV:
  - wie beim frühen TMV, wenn es für diesen bereits zu spät ist (Zervix schon verändert oder > 16 + 0 SSW).
    Cave: zur Prävention generell frühen TMV anstreben, da die Ergebnisse nach spätem TMV schlechter sind!
  - Notfallmaßnahme auch ohne anamnestische Belastung, z. B. bei weit verkürzter oder partiell eröffneter Cervix und Blasenprolaps

Kontraindikationen

- eröffneter Muttermund bei Infektion
- therapierefraktäre Wehen

Zielgruppe

Für den frühen TMV (FTMV):

- Patientinnen mit belastender Anamnese
- möglichst Operation (OP) mit 12 + 0 SSW
- Zervix weitgehend erhalten

Für den späten TMV: (s. Indikationen)

Präoperative Vorbereitung

Durchführen eines mikrobiologischen Zervix- und Vaginalabstriches, bei pathologischem Befund mit Resistenztestung und Antibiogramm. Bei auffälligem Befund sollte eine adäquate lokale oder systemische Therapie erfolgen. Eine Scheidendesinfektion vor OP mit z. B. Hexitin ist empfehlenswert!

Technik

Nach Speculumeinstellung erfolgt zunächst eine bakteriologische Abstrichuntersuchung aus dem Zervikalkanal; im Anschluss daran die Desinfektion der Vagina. Anschließend wird die Portio so hoch als möglich zirkulär abgebunden, im Sinne einer fast vollständigen Zirkulationsunterbrechung, um Blutungen zu vermeiden und damit den Blutverlust so gering wie möglich zu halten und um im OP-Feld möglichst optimale Sichtverhältnisse zu haben (Saling machte das mit einem eigens dafür entwickelten Schlingeninstrument).

Im nächsten Schritt erfolgt das Entfernen des Portioepithels: Mit dem Skalpell wird eine 12 mm tiefe Inzision um den äußeren Muttermund herum gesetzt um ein optimales Zusammenwachsen des Muttermundes im Bereich der angefrischten Portiooberfläche zu gewährleisten nach Setzen von adaptierenden, die Wände verschließenden Einzelknopfnähten. Nach 2–3 inneren zirkulären Nähten werden 2 quere Reihen von Einzelknopfnähten gesetzt, die den äußeren Muttermund total verschließen.

Wann sollte die Narbe eröffnet werden?

Bei spontan einsetzenden Wehen (meistens bei Geburtsbeginn) oder bei Erreichen der 36.–37. SSW sowie bei Geburtseinleitung sollte die Narbe eröffnet werden.

Eine vaginale Geburt ist grundsätzlich anzustreben (Cave: geburts-hilfliche Indikationen für eine operative Entbindung liegen vor). Saling beschreibt die Rate vaginaler Geburten mit 86 %. Nach Er-öffnung der Narbe beginnt grundsätzlich nicht zwingend notwen-dig die Geburt.

State-of-the-Art des TMV
Randomisierte Studien existieren aus ethischen Gründen keine. Retrospektive Untersuchungen bei Patientinnen mit habitueller Abort- oder Frühgeburtsneigung zeigten, dass durch einen TMV die Chance, eine Schwangerschaft anzustreben und ein lebendes Kind zu haben von zwischen 17–21 % auf zwischen 71–74 % an-stieg, wobei bei einem „frühen TMV" die Chance 80 % versus 40 % im Vergleich zu einem späten TMV, betrug. Die Abortrate belief sich bei einem „frühem TMV" auf 15 %, bei einem späten TMV auf 43 %; die Sectiorate erhöhte sich nicht wesentlich. Bei der va-ginalen Geburt fördert die Dehnung der Zervix eine anatomisch günstige Rückbildung.
Bezüglich von Mehrlingen ist die Datenlage zum Thema TMV und besseres Outcome (Rate der frühen Frühgeborenen und der perinatalen Mortalität) noch nicht eindeutig, da bislang keine gro-ßen Studien existieren.
Von der Tendenz her stellt speziell der frühe TMV eine effiziente operative Therapie zur Prävention und Vermeidung von späten Aborten und frühen Frühgeburten (< 28 + 0 SSW) speziell bei Z. n. belastender Anamnese auf diesem Gebiet dar.

Komplikationen
• Blutverlust > 500 ml, vorzeitiger Blasensprung
▶ Abb. 1.2 zeigt das Prinzip eines TMV nach Saling im Vergleich zur Cerclage.

Weiterführende Informationen
Unter folgendem Link: http://www.saling-institut.de sind der Ope-rationsverlauf und die Eröffnung der Narbe sowohl schriftlich als auch per Video ausführlich dargestellt.

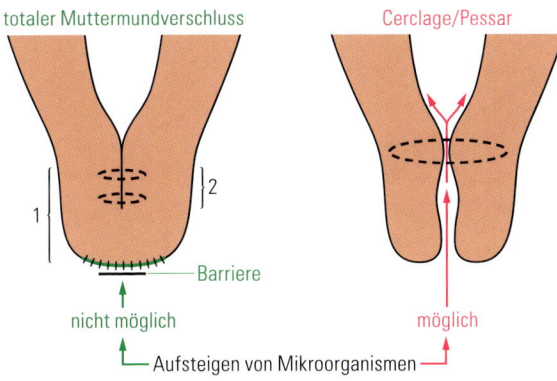

totaler Muttermundverschluss

Cerclage/Pessar

Barriere

nicht möglich

möglich

Aufsteigen von Mikroorganismen

Abb. 1.2: Vergleich zwischen totalem Muttermund-Verschluss und Cerclage.

1.2.3 Pessar oder Cerclagepessar

Definition
Ring unterschiedlicher Größe und Ausführung aus körperverträglichem, nicht allergenem Silikonkautschuk, der in die Vagina eingeführt wird zur Verhinderung einer Frühgeburt bei Zervixinsuffizienz (▶ Abb. 1.3).

Indikationen
Mit dem Cerclagepessar werden Schwangere behandelt, bei denen eine Entlastung und sakrale Ausrichtung des Muttermundes (siehe ▶ Abb. 1.3) erzielt werden soll, um so eine Frühgeburt zu verhindern. Dazu zählen Schwangere mit belasteter Vorgeschichte (Z. n. spontaner Frühgeburt) oder einer Zervixlänge von < 25 mm im transvaginalen Ultraschall, mit körperlichen Belastungen (z. B. langes Stehen) und Mehrlings-Schwangerschaften, sowie mit Senkungsbeschwerden („schmerzhafter Druck nach unten").

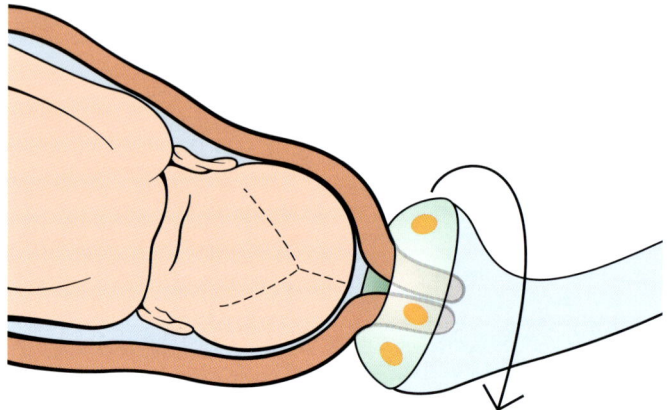

Abb. 1.3: Platzieren eines Cerclagepessars (mit freundlicher Genehmigung von Frau Prof. Dr. med. Birgit Arabin, Marburg).

Merke: Eine Indikation zum Legen eines Cerclagepessars kann gestellt werden, wenn die Werte der Zervixlänge deutlich unter der 25. Perzentile und die der inneren Zervixöffnung über der 75. Perzentile liegen (besonders vor der 32. SSW).

Mit dem Cerclagepessar werden Schwangere behandelt, bei denen eine Entlastung und sakrale Ausrichtung des Muttermundes (Pfeil) erzielt werden soll, um hierdurch eine Frühgeburt zu verhindern. Hierunter fallen Schwangere mit:

- belasteter Vorgeschichte
- Mehrlingsgraviditäten, Schwangere mit Belastungen (z. B. Stehen)
- Senkungsbeschwerden („schmerzhafter Druck nach unten“).

Die wichtigste zielgerichtete Indikation wird durch Vaginalsonographie im Liegen und Stehen mit Hilfe von Normalkurven gestellt. Das Pessar kann wie alle Silikonpessare gefaltet und dadurch schmerzfrei eingeführt werden. Vor der Applikation sollte eine Infektion als mögliche Ursache ausgeschlossen werden.

Voraussetzungen
- eine per Ultraschall diagnostizierte Eröffnung des inneren Muttermundes (= funnneling) kombiniert mit einer Verkürzung der Zervixlänge (siehe ▶ Abb. 1.5)
- Ausschluss einer bakteriellen Infektion oder
- von Zeichen einer in Gang befindlichen Frühgeburt sowie
- ein negativer Fibronectintest
- die Patientin muss darüber aufgeklärt werden, dass es derzeit noch keine Evidenz dafür gibt, dass ein Pessar eine spontane Frühgeburt verhindern kann.
- Durchführung einer Speculumuntersuchung, um die Zervix zu inspizieren und die passende Pessargröße zu ermitteln (siehe ▶ Abb. 1.4).

Cerclagepessare werden nach:
- dem Außendurchmesser (jeweils 65 oder 70 mm)
- der Höhe der Wölbung (jeweils 17 mm, 21 mm, 25 mm, 30 mm)
- dem Innendurchmesser (jeweils 32 oder 35 mm) unterschieden.

Vorteile
Pessare sind untersucherunabhängig, nicht invasiv, leicht zu platzieren und zu entfernen sowie kostengünstig.

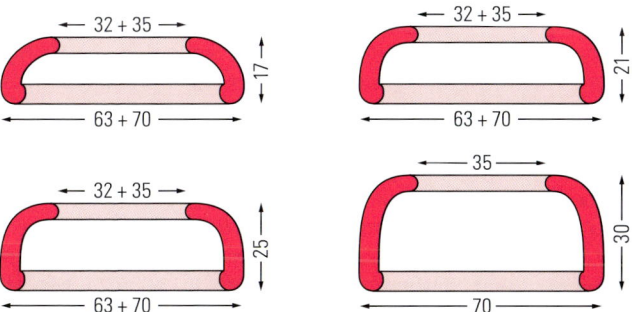

Abb. 1.4: Größen und Ausführungen von Pessaren (mit freundlicher Genehmigung von Frau Prof. Dr. med. Birgit Arabin, Marburg).

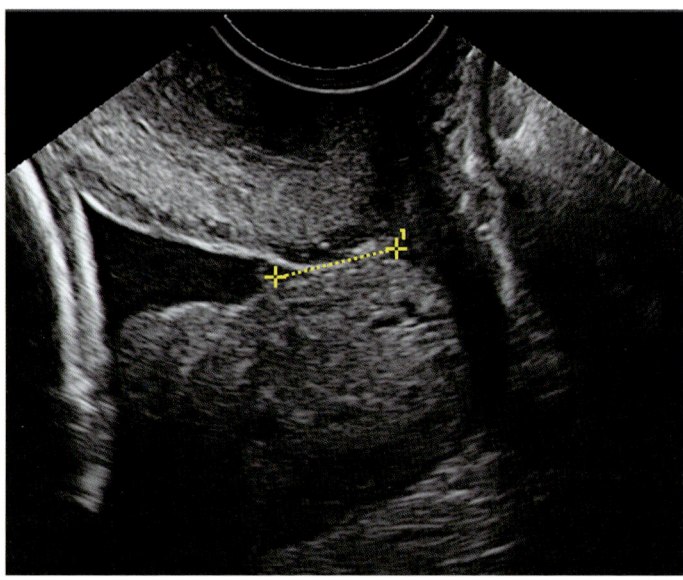

Abb. 1.5: Funneling des Cervikalkanals (mit freundlicher Genehmigung von Frau Prof. Dr. med. Birgit Arabin, Marburg).

Technik
Durch Vaginalsonographie (im Liegen und Stehen) lässt sich mit Hilfe von Normalkurven feststellen, ob der Muttermund verkürzt oder innen geöffnet ist (Hilfe bei der Indikationsstellung). Das Pessar kann wie alle Silikonpessare gefaltet und schmerzfrei eingeführt werden. Vor der Applikation sollte eine Infektion ausgeschlossen und ggf. behandelt werden.
Von den verschiedenen Größen wird bei Einlingsschwangerschaften eine Höhe von 21–25 mm, bei Mehrlingsschwangerschaften oder Senkungsbeschwerden eher ein höheres Modell (25–30 mm) empfohlen. Die Breite von Innen- und Außen-Durchmesser sollte der individuellen Konstitution der Patientin angepasst werden.

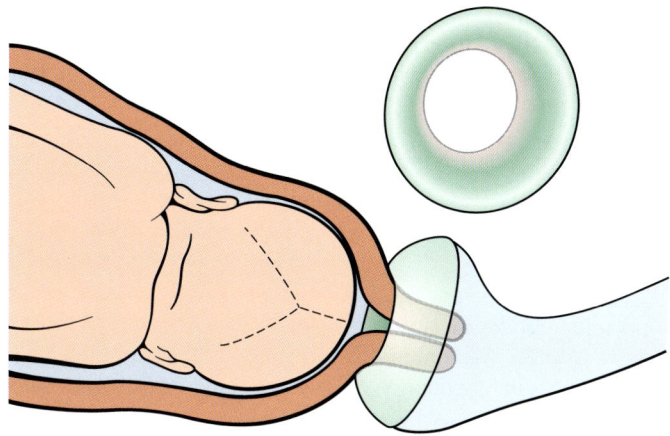

Abb. 1.6: Lage des Pessars bei Funneling (mit freundlicher Genehmigung von Frau Prof. Dr. med. Birgit Arabin, Marburg).

Das Pessar muss sorgfältig in der Vagina platziert werden und in Höhe und Breite rund um die Zervix passen. Der schmale innere Durchmesser des Pessars sollte die Zervix umfassen und geschlossen halten, um einen Fruchtblasenprolaps ex CK zu verhindern. Alle Cerclagepessare sind auch gelocht erhältlich (siehe ► Abb. 1.6).

Das liegende Pessar verändert die Stellung des Zervikalkanals nach posterior (sakral), sodass das Gewicht mehr auf das vordere untere Segment verlagert wird (das soll eine weitere Muttermundseröffnung verhindern oder einen vorzeitigen Blasensprung bedingt durch Probleme mit einem „Druckgefühl nach unten").

> **Merke:** Nach Legen des Pessars sollte eine kurzfristige Überwachung der Patientin erfolgen, um Schmerzen, vaginale Blutungen oder vorzeitige Wehen rechtzeitig zu erfassen.

Kontraindikationen
Unstillbare Wehen, ausgeprägte Infektionen, fetale Fehlbildungen, Blutungen, Plazenta praevia, vorzeitiger Blasensprung, Cerclage in situ, Silikonallergie.

Komplikationen
Festsaugen des Pessars an der Portio und dadurch im Extremfall Portioamputation, Portionekrosen mit dauerhafter Zervixverkürzung.

Wann sollte ein Pessar entfernt werden?
Indiziert ist diese Maßnahme bei vorzeitigem Blasensprung, starker Blutung, zunehmenden Wehen und Schmerzen, sowie in der 37. SSW.

State-of-the-Art der Cerclagepessar-Therapie
Bislang existieren zwei randomisierte europäische Studien:
1. Die „PECEP"-Studie aus Barcelona (= prevention of preterm birth using cervical pessary in pregnant women with short cervix), eine randomisiert kontrollierte Phase IV Multizenterstudie, in die Patientinnen mit einer Zervixlänge von < 25 mm zwischen der 18.–22. SSW unabhängig von der Vorgeschichte eingehen (bis dato gibt es laut persönlicher Mitteilung der Studienleiterin Elena Carreras in der Pessargruppe weniger Frühgeburten);
2. eine randomisierte, weltweite Studie „Pessar versus Standardtherapie bei Frauen mit zunehmenden Anzeichen für eine Frühgeburt" aus London (Phase III open-label Studie von Kypros Nicolaides) mit dem Ziel, die Wirkung der Pessareinlage auf die Inzidenz von Spontangeburten zwischen der Randomisierung und der 34. SSW bei asymptomatischen Frauen mit Einlings- oder Zwillingsschwangerschaft diagnostiziert beim II. Screening mit einer Zervixlänge von < 25 mm zu untersuchen.
▶ Tab. 1.1 zeigt einen Vergleich von Cerclage, TMV und Pessar.

Tab. 1.1: Vergleich von Cerclage, TMV und Pessar.

Methode	Funktion	Indikation
Cerclage	verengt den CK nur bedingt (= keine Verschluss-barriere bezüglich aufsteigender Infektionen)	Zervixverschluss-Insuffizienz
TMV	• verschließt den CK tatsächlich, • verhindert die Aszension von Mikroorganismen durch eine Barriere (Nähte), • ein „früher TMV" ist effektiver als ein „später TMW"	• Verhindern einer Keimas-zension • extremer Befund: geöffnete Zervix mit prolabierender Fruchtblase ohne Nach-weis einer aufsteigenden Infektion
Abdomi-nale Cerclage	einziger prophylaktischer oder therapeutischer chi-rurgischer Verschluss bei insuffizienter Zervix	wenn eine transvaginale Cer-clage nicht möglich, sinnvoll oder fehlgeschlagen ist
Pessar	Entlastung und sakrale Ausrichtung des Mutter-mundes zur Verhinderung einer Frühgeburt	präventiv bei Schwangeren mit Risiko für eine spontane Frühgeburt, diagnostiziert an-hand eines transvaginalen Ultraschalles („funneling" und CK-Verkürzung)

Literatur:

Arabin B, Halbesma JR, Vork F, Hübner M, van Eyck J (2003): Is treat-ment with vaginal pessaries an option in patients with sonographi-cally detected short cervix? J Perinat Med 31: 122–133

Baxter J, Airoldi J, Berghella V. (2005). Short cervical lenth after his-tory indicated cerclage: is a reinforcing cerclage benificial? Am J Obstet Gynecol. (193): 1204–1207

Ben-Baruch G, Rabinovitch O, Madjar I, Dor J, Mashiach S (1980) Ureterovaginal fistula–a rare complication of cervical cerclage. Isr J Med Sci 16: 400–401

Benson RC, Durfee RB (1965) Transabdominal cervicouterine cerclage during pregnancy for the treatment of cervical incompetency.
Obstet Gynecol 25: 145–155

Berchuck A, Sokol RJ (1984) Cercicovaginal fistula formation: a new
complication of Shirodkar cerclage. Am J Perinatol 1: 263–265

Berghella V, Obido AO, To MS, et al.(2005). Cerclage for short cervix
on ultrasound: meta-analysis of trials using individual patient-level
data. Obset Gynecol. (106): 181–189

Debbs RH, DeLavege GA, Ludmir J,et al. (2007). Transabdominal
cerclage in pregnancy after failed vaginal cerclage and extensiv
work up. Obstet Gynacol. (197): 317el–317e4

Debbs Robert H, Facoog Do, Chen Janine (2009). Contemporary use
of cerclage in pregnancy. Clinical Obstetrics and Gynecology, Volume 52, Nuber 4, 597–610

Dharan V B. Ludmir J, (2009) Alternative treatment for a short cervix:
the cervical pessary. Semin Perinatol 33: 338–342, Elsevier Inc.

Frederik K. Lotgering, MD, PhD, Ingrid P.M. Gaugler-Senden, MD,
Sabine F. Lotgering, Henk C. S. Wallenburg, MD, PhD (2006) Outcome after transabdominal cervicoisthmic cerclage. American College of Obstetricians and Gynecologists. Published by Lippincott
Williams&Wilkins ISSN: 0029–7844/06

Forster F, During R, Schwarzlus G (1986): Theraphy of cervix insufficiency-cerclage or support pessary? Zentralbl Gynaekol 108, 230

Giffel JM (1990). Der totale operative Muttermundverschluss. Ein
neues Verfahren zur Vermeidung der wiederholten Spätaborte und
Frühgeburten. Inauguraldissertation, Medizinische Fachbereiche der
Freien Universität Berlin

Hassan S, Romero R, Maymon E, Berry SM; Blackwell SC: Traedwell
MC, et al.(2001): Does cervical cerclage prevent preterm delivery
in patients with a short cervix? Am J Obstet Gynecol 184, 1325

Jongen VH, van Roosmalen J (1997) Complications of cervical cerclage in rural areas. Int J Gynaecol Obstet 57: 23–26

Ludmir J, Mantione JR, Debbs RH, Sehdev HM (2002): Is pessary a
valig treatment for cervical change during the late midtrimester.
J Soc Gynecol Investig 9 (Supplement) 11

McDonald IA (1957). Suture of the cervix for inevitable miscarriage.
J Obstet Gynaecol Br Emp. 64: 346–350

McDonald IA (1957) Suture of the cervix for inevitable miscarriage.
J Obstet Gynaecol Br Emp 64: 346–350

Newcomer J: Pessaries for the treatment of incompetent cervix and
premature delivery. Obstet Gynecol Survey 55 (2000) 443

Odibo AO, Berghella V, To MS, et al. (2007). Shirodkar versus McDonald cerclage for the prevention of preterm birth in women with short cervical length. Am J Perinatol. (25): 55–60

Pelham JJ, Lewis D, Berghella V. (2008). Prior Cerclage: to repeat or not repeat? That is the question. Am J Perinatol (25): 417–420

Pereira L, Cotter A, Berghella V, et al.(2005). Cervical cerclage compared to expectant managment in women with a dilated cervix in the 2nd trimester:results from the GNPRH international cohort study. Am J Obstet Gynecol. (193): S128

Romero R, Espinoza J, Erez O, et al. (2006). The role of cervical cerclage in obstetric practice: can the patient who could benefit from this procedure be identified? Am J Obstet Gynecol. (194): 1–9

Sakai M, Shiozaki A, Tabata M, et al. (2006). Evaluation of effectiveness of prophylactic cerclage of a short cervix according to interleukin-8 in cervical mucus. Am J Obstet Gynecol. (94): 14–19

Saling E (1990). Der totale operative Muttermundverschluss zur Vermeidung habitueller Spätaborte und sich wiederholender Frühgeburten. Fortentwicklung der Technik, weitere Erfahrungen und Ergebnisse. In: Dudenhausen JW, Saling E (Hrsg): Perinatale Medizin, Bd. XIII. (14. Deutscher Kongress für Perinatale Medizin, Berlin 1989). Thieme: Stuttgart, New York, S. 65–67

Saling E, Schumacher E (1996): Der operative Muttermund-Verschluss (TMV). Erhebung von Daten einiger Kliniken, die den TMV einsetzen. Z Geburtshilfe Perinat 200: 82–87

Saling E, Schumacher E (1997): Ergebnisse einer Nachuntersuchung von Müttern nach vorausgegangenen operativen „Totalen Muttermund-Verschlüssen" (TMV) unter Berücksichtigung auch der Daten ihrer Kinder. Z Geburtshilfe Neonatol 201: 122–127

Shirodkar VN (1955). A new method of operative treatment for habitual abortions in the second trimester of pregnancy. Antiseptic 52: 29

To MS, Alfirevic Z, Heath VCF, et al. (2004). Cervical cerclage for prevention of preterm delivery in women with short cervix: randomized controlled trail. Lancet. 363: 1849–1853

Vetter K, Killavuz Ö (2001): Zervixinsuffizienz operative Möglichkeiten. Gynäkologe (34): 726–731

Wallenburg HC, Lotgering FK. Transabdominal cerclage for closure of the incompetent cervix. Eur J Obstet Gynecol Reprod Biol (1987) 25: 121–129

2 Uterusentleerung in der Frühschwangerschaft (1. Trimenon, Beginn 2. Trimenon)

Nach Festlegung der Indikation zum Schwangerschaftsabbruch und Berücksichtigung der Vorgaben des aktuellen Gendiagnostikgesetzes muss die Schwangere ihr schriftliches Einverständnis für die Abortinduktion erteilen.

2.1 Schwangerschaftsbeendigung bis 13 + 6 SSW p. m.

Indikationen
- Fristenregelung bis 49 Tage p. m.
- Missed abortion
- Blasenmole
- Infauste Prognose bei ultrasonographisch diagnostizierter Fehlbildung
- Infauste Prognose nach humangenetischer Untersuchung (CVS, Früh-Amniozentese samt FISH-Diagnostik)

Therapie
Das Ziel des therapeutischen Vorgehens besteht in:
- der Tonisierung der Gebärmutter,
- der Reduktion des Blutverlustes,
- der Zervixerweichung unter Schonung der zervikalen Kollagenstrukturen und damit der Vermeidung der traumatischen Destruktion dieser Strukturen durch forciertes Dilatieren der Zervix mittels Hegar-Stiften,
- der Vermeidung von Uterusperforationen.

Vorgehen
Einlegen eines Vaginal-Zäpfchens mit 1 mg Gemeprost (Cergem®) in das hintere Scheidengewölbe (nicht intrazervikal!). Frühestens nach 3–4 Stunden kann die Abortkürettage durchgeführt werden.

In diesem Zusammenhang sind zwei Vorgehensweisen möglich:
1. nach Dilatation der Zervix mit Hegarstiften eine konventionelle Abrasio mit der stumpfen Kürette oder
2. eine Saugkürettage (Vakuumaspiration) nach Dilatation der Zervix. Zur Aspiration sind verschiedene Metall- und Plastikkanülen verfügbar. Die Absaugung wird mit maximalen Unterdruckwerten von 60–70 mmHg durchgeführt. Es empfiehlt sich, größere Abortanteile mit der Abortfasszange zu entfernen und nach dem Absaugen mit einer stumpfen Kürette das Cavum uteri auf vollständige Entleerung zu prüfen.

Vorteile der Saugkürettage: Geringe Morbidität und Mortalität, Schnelligkeit des Eingriffes, geringere Blutung, seltenere Infektionen und inkomplette Ausräumungen (0,5–2 %). Das Risiko von Uterusperforationen/-verletzungen und Zervixrupturen (0,01 %) ist 35-mal geringer als bei der klassischen Abrasio. Die Spätmorbidität (isthmozervikale Insuffizenz, Fertilitätsstörungen, intrauterine Verwachsungen) soll ebenfalls sehr gering sein.

Komplikationen
Bei verstärkter Nachblutung werden Uterotonika eingesetzt (Oxytocin als Bolus 3 IE i. v., anschließend 20–40 IE in 500 ml Infusion; wenn das nicht ausreicht: Sulproston (Nalador®) 1,7–8,3 µg/min i. v. binnen 30–120 min).

Cave: Nicht in Kombination mit Orasthin®, keine intrazervikale oder intramyometrale Injektion. Bei sich potenzierendem kardiovaskulärem Nebenwirkungsprofil ist dies deletär.

Misoprostol (Cytotec®) ist in Deutschland ein Off-label Use-Präparat und aus dem Handel (beachte hierzu die Vorgaben der AWMF-Leitlinie Nr. 015/057).

2.2 Schwangerschaftsbeendigung 14 + 0 SSW bis 23 + 6 SSW p. m.

Indikationen
1) Blasenmole
2) infauste Prognose bei ultrasonographisch diagnostizierter Fehlbildung

3) infauste Prognose nach humangenetischer Untersuchung
4) intrauteriner Fruchttod

Therapie
Das Ziel des therapeutischen Vorgehens umfasst:
● eine Weheninduktion
● eine Zervixerweichung
● eine komplikationslose, komplette Uterusentleerung
● eine Reduktion des Blutverlustes
● eine Vermeidung einer Sectio parva
● eine Minimierung von Folgeschäden (Destruktion der Kollagen-
  struktur der Zervix, Asherman-Syndrom des Uterus).

Vorgehen
Gabe von 1 mg Gemeprost vaginal: Wiederholung alle drei bis
sechs Stunden (max. 5 Applikationen/24h). 24h nach der ersten
Applikation des ersten Behandlungszyklus kann dieses Vorgehen
wiederholt werden.
Bei Therapieversagern wie nicht erfolgter Uterusentleerung innerhalb von 48 h nach der ersten vaginalen Applikation von Gemeprost erfolgt die Applikation von Sulproston 1,7–8,3 µg/min i. v.
(1 Ampulle Sulproston 500 µg auf 500 ml, 1,7–8,3 ml/min), max.
1500 µg/24h; oder weitere, im indizierten Einzelfall anwendbare
Verfahren (z. B. Sectio parva).

Merke: Grundsätzlich sind PG-E-Analoga kontraindiziert im
2. und 3. Trimenon bei vorausgegangener Sectio oder anderen
transmuralen Uterusoperationen (z. B. Myomenukleation). Die
Anwendung von Misoprostol (Cytotec®) ist ein Off-label-use-
Einsatz mit allen bekannten Konsequenzen. Bei unvollständiger
Plazenta sollte nach Geburt des Kindes eine Nachkürettage erfolgen (klassische Abrasio mittels Kürette).

Komplikationen
Bei verstärkter Nachblutung ist das gleiche Management wie bei Ato-
nie durchzuführen; bei Verdacht auf Infektion die Gabe eines Breit-
band-Antibiotikums angedacht (z. B. Unacid® 2-mal 3 g i. v./die).

Literatur:

AWMF-Leitlinie Nr. 015/031: Anwendung von Prostaglandinen in Geburtshilfe und Gynäkologie

Käser O, Ikle FA, Hirsch A. (1983). Atlas der gynäkologischen Operationen; 3.13–14. 4. Auflage, Thieme Verlag Stuttgart

Beric, B. M., M. Kurpresanin: Vacuum aspiration, using pericervical block, for legal abortion as an outpatient procedure up to the 12th week of pregnancy. Lancet 1971/II, 619

Tietze, C.: Induced Abortion, 3rd Ed. A Population Council, Fact Book. The Population Council, New York 1979

3 Operative Eingriffe beim Vorliegen oder Vorfall eines Armes oder der Nabelschnur

3.1 Definitionen

- Vorliegen eines Armes oder der Nabelschnur: bei stehender Fruchtblase
- Vorfall eines Armes oder der Nabelschnur: bei gesprungener Fruchtblase

3.2 Ursachen

- bei Kopflagen und engem Becken: Der kindliche Kopf ist nach lateral abgewichen oder noch nicht in den Beckeneingang eingetreten, so dass Arm oder Nabelschnur vorliegen oder vorfallen können.
- bei Lageanomalien: Gesichtslage, Querlage
- bei Hydramnion
- bei Mehrgebärenden (4–6-fach höheres Risiko)
- cephalopelvinem Missverhältnis
- Mehrlingen
- Frühgeburten
- vorzeitigem Blasensprung
- zu langer Nabelschnur
- Tiefliegen der Nabelschnur
- Plazentainsertionsstörungen

3.3 Therapie

3.3.1 Vorliegen eines Armes

Bei Vorliegen eines Armes besteht für Mutter und Kind keine akute Gefahr: es empfiehlt sich eine Beckenhochlagerung kombiniert mit einer Seitenlagerung auf die dem vorliegenden Teil entgegengesetzte Seite; gelingt dies nicht, wird auf die dem vorliegenden

Arm gleiche Seite gelagert. Wenn alle diese Maßnahmen erfolglos sind, sollte eine großzügige Indikation zur Sectio gestellt werden.

Komplikation
Eine akute kindliche Gefährdung besteht erst bei Auftreten eines Blasensprunges durch das hohe Risiko, dass aus dem Armvorliegen ein Armvorfall entsteht.

3.3.2 Armvorfall

Bei einem Armvorfall unterscheidet man zwischen:
1. dem **unvollkommenen Armvorfall** oder Handvorfall, bei dem nur die Hand neben dem Kopf zu fühlen ist. Das Vorgehen ist wie bei einem Armvorliegen
2. dem **vollkommenen Armvorfall**, bei dem der gesamte Arm vor dem Kopf zu tasten ist, was für Mutter und Kind gefährlich ist.

Eine Spontangeburt kann dann angestrebt werden, wenn:
- der Arm klein ist
- wenn er nicht gequetscht wird
- wenn er neben dem Promontorium sacralwärts zu liegen kommt
- bei Totgeburt

Bei **vollständigem Muttermund** und wenn der Kopf noch nicht in das Becken eingetreten ist, kann die Reposition des Armes versucht werden.

Dies gelingt am besten in Knie-Ellenbogen-Lage, da hierbei durch die steile Beckenhochlagerung die Reposition des Armes entlang der Bauchseite des Kindes vorbei an dessen Kopf und Hals am einfachsten durchführbar ist. Bei erfolgreichem Manöver verbleibt die Hand des Operateurs in utero, die Schwangere wird vorsichtig in ihre alte Lage rückverlagert und die Hand des Operateurs wird erst herausgezogen, wenn sich der kindliche Kopf fest im Beckeneingang befindet (eventuell unterstützt durch äußere Manipulation wie die Hofmeier'sche Impression). Danach sollten Wehenmittel verabreicht werden, um den vaginalen Geburtsvorgang zu unterstützen.

Bei **unvollständigem Muttermund** und Armvorfall ist die Sectio die Methode der Wahl.

Komplikationen
Wenn der vorgefallene Arm den Kopfeintritt in das Becken verhindert weil dieser über dem Becken steht oder in Richtung Beckenschaufel abgewichen ist, kann es zum Einquetschen des Armes kommen, aber auch zum Nabelschnurvorfall, sowie zum Geburtsstillstand und zur Uterusruptur.

3.3.3 Armvorfall bei Querlage

Ein Armvorfall bei Querlage kommt dadurch zustande, dass der vorliegende Arm sich nach dem Blasensprung in den Zervikalkanal oder die Vagina nach unten manövriert.

Therapie
Eine umgehende Sectio ist indiziert.

Komplikationen
Einkeilung der Schulter mit der Gefahr einer Uterusruptur und eines Nabelschnurvorfalles sind die Hauptrisiken.

3.3.4 Nabelschnurvorliegen

Hierbei sollte der Blasensprung möglichst bis zur vollständigen Muttermunderöffnung hinausgezögert werden.
Mittels Beckenhochlagerung und Lagerung auf die der Nabelschnur entgegengesetzte Seite kann versucht werden, dass sich die Nabelschnurschlinge zurückzieht. Dieser Vorgang kann durch Tokolyse unterstützt werden. Eine kontinuierliche CTG-Überwachung ist obligat.

Komplikationen
Ein pathologisches CTG oder ein Nabelschnurvorfall nach Blasensprung erfordert eine eilige Sectio (akute Lebensgefahr für das Neugeborene).

3.3.5 Nabelschnurvorfall

Bei Vorfall der Nabelschnur besteht akute Lebensgefahr für das Neugeborene aufgrund der möglichen Nabelschnurkompression, die jederzeit eintreten kann. Deshalb muss unverzüglich ein Kaiserschnitt (= Notsectio) durchgeführt werden, wobei bei Statuierung dieses Befundes (meist mittels vaginaler Untersuchung) Hebamme oder Arzt solange den vorangehenden Kindsteil hochschieben, bis das Kind per Sectio entwickelt ist. Zeitgleich erfolgt eine Tokolyse und Beckenhochlagerung.

Komplikationen

Bei einem Vorfall der Nabelschnur besteht akute Lebensgefahr wegen potenziell akut auftretender Nabelschnurkompression. Wenn diese nicht oder zu spät erkannt wird, können dauerhafte kindliche Schäden oder ein Absterben des Kindes resultieren.

Die Kompressionsgefahr für die Nabelschnur ist am größten bei Schädellage, da hierbei die Nabelschnur sofort in dem engen Spalt zwischen dem kindlichen Schädelknochen und der knöchernen Beckenwand komprimiert wird.

Merke: Vaginales Vorgehen bei tiefstehendem Kopf sollte dem erfahrenen Geburtshelfer überlassen bleiben. Es sollte keine Reposition versucht werden. Bei engem Becken und/oder hochstehendem Kopf sollte keine Amniotomie durchgeführt werden.

Literatur:

Psychembel,W (1973) Praktische Geburtshilfe und geburtshilfliche Operationen; de Gruyter Verlag, 14. Auflage: Vorliegen und Vorfall eines Armes; 435–440

Psychembel, W (1973) Praktische Geburtshilfe und geburtshilfliche Operationen; de Gruyter Verlag, 14. Auflage: Nabelschnurvorliegen und Nabelschnurvorfall; 422–429

Psychembel, W (1973) Praktische Geburtshilfe und geburtshilfliche Operationen; de Gruyter Verlag, 14. Auflage: Armvorfall bei Querlage; 383–386

4 Dammschutz, Hinterdammgriff, Schulterentwicklung bei Schädellage, Handgriff nach Kristeller

4.1 Dammschutz

4.1.1 Definition

Hierunter versteht man alle Handgriffe, die der Temporegulierung beim Durchtritt des vorangehenden Kindsteiles und der Vermeidung von unkontrollierten Weichteil- und Dammverletzungen dienen.

Bei Schädellage soll der Kopf langsam durchschneiden, damit sich das umgebende Gewebe nicht zu schnell ausdehnen muss. Der Kopf sollte mit dem kleinstmöglichen Umfang durchschneiden:

- Hinterhauptslage = Planum suboccipito-bregmaticum (32 cm)
- Stirnlage = Planum mento-occipitale (35,5 cm!)
- Deflexionslage = Durchtrittsebene größer als bei Hinterhauptslage
- Dorsoposteriore Lage = das breite Hinterhaupt wird über den Damm geführt

Merke: Der Dammschutz ist eine Kopfbremse. Das Durchtrittsplanum ist eine feste Größe und nicht durch äußere Maßnahmen veränderbar.

4.1.2 Indikationen

Vorbereitung zum Dammschutz:

- Bei der Erstpara, wenn der Kopf „einschneidet" (Kopf zwischen den Labien sichtbar, in der Wehenpause aber noch zurückweicht)
- Bei der Mehrgebärenden, wenn der Kopf auf Beckenmitte steht

4.1.3 Durchführung

Wenn der Kopf durchschneidet (= auch in der Wehenpause stehen bleibt).

Bei Rückenlage sollte der Steiß etwas erhöht gelagert werden bei maximal gespreizten und dabei angezogenen Beinen der zu Entbindenden. Beide Hände der Hebamme/des Arztes („Position des Geburtshelfers": an der rechten Seite der Kreißenden) müssen das Tempo des durch- und austretenden kindlichen Kopfes unter Kontrolle haben.

Die **linke Hand** hält mit den Fingerspitzen die Stirn des Kindes zurück bis das Hinterhaupt unter der Symphyse entwickelt ist.

Die **rechte Hand** hält ein steriles Tuch zwecks Abdeckung des Anusi, Daumen, Zeige- und Mittelfinger werden mindestens 1 cm vom Rand des Dammes entfernt gespreizt angelegt, so dass sie durch das Dammgewebe hindurch auf den Stirnhöckern des Kindes zu liegen kommen, um diese symphysenwärts zu drängen und dadurch die Senkung des Kopfes zu unterstützen (▶ Abb. 4.1).

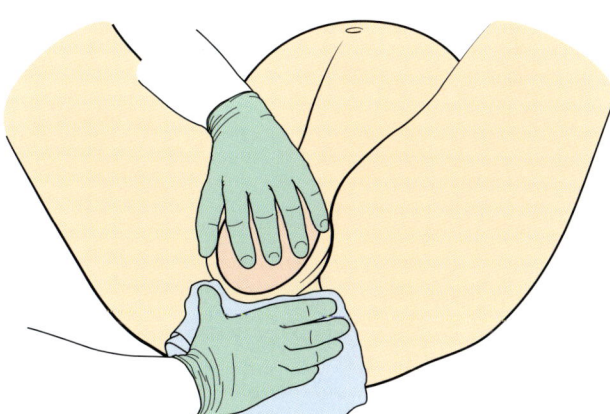

Abb. 4.1: Durchführung eines klassischen Dammschutzes.

Merke: Erst wenn das Hinterhaupt komplett unter dem Scham-bogen geboren ist, darf man es frei aufsteigen lassen, damit der Kopf mit dem günstigsten Durchtrittsplanum durchschneidet.

Näheres zur Durchführung einer Episiotomie siehe Kapitel 5.3.

4.1.4 Komplikationen

- Weichteilverletzungen (Vagina, Damm, Labien)
- Dammrisse Grad I–IV bei unsachgemäßer Durchführung
- unzureichendes Bremsen des kindlichen Kopfes
- mangelhaftes „Raffen" der Dammregion
- unkontrolliertes oder zu frühes Pressen der Gebärenden
- falsche oder fehlende Anleitung der Gebärenden

4.2 Hinterdammgriff (nach Ritgen)

4.2.1 Definition

Aufsuchen des Hinterdamms (Areal zwischen Steißbeinspitze und After), um die Austreibungsphase abzukürzen. Diese Maßnahme kann bereits während des Einschneidens des Kopfes erfolgen.

4.2.2 Indikationen

- erschwerter Durchtritt oder
- drohende kindliche Hypoxie oder
- um die Austreibungsphase abzukürzen

4.2.3 Durchführung

Die **linke Hand** wird exakt wie beim klassischen Dammschutz po-sitioniert (siehe Abschnitt 4.1.3).
Die **rechte Hand** sucht das meist gut tastbare Kinn des Ungebore-nen am Hinterdamm mit Daumen und Zeigefinger auf und durch kräftiges, schiebendes Drücken gegen das Kinn wird der Kopf

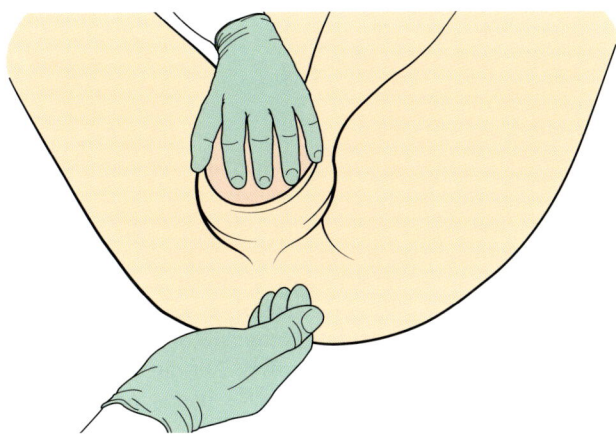

Abb. 4.2: Hinterdammgriff nach Ritgen.

langsam aus dem Weichteilrohr herausmanövriert (der Kopf wird symphysenwärts gedrückt) (▶ Abb. 4.2).
In manchen Fällen kann es notwendig werden, den Handgriff nach Kristeller anzuwenden (siehe Kap. 4.4).

4.2.4 Komplikationen

(siehe unter Kapitel 4.1.4)

4.3 Schulterentwicklung bei Schädellage

4.3.1 Definition

Die Schulterentwicklung beginnt mit der Geburt des kindlichen Kopfes und dessen äußerer Drehung.

4.3.2 Durchführung

Zunächst ist abwartendes Verhalten geboten! Die Geburt des kindlichen Körpers sollte unter Wehen spontan ablaufen!

Cave: Fetale Hypoxie (pathologisches CTG) oder fehlende Wehentätigkeit erfordern sofortiges Einschreiten des Geburtshelfers.

Nach der äußeren Drehung des geborenen Kopfes legt der Geburtshelfer beide Hände flach über die Scheitelbeine und Wangen, sodass seine Finger am Hinterhaupt zu liegen kommen. Der Kopf wird steißbeinwärts ohne Zug, steil nach unten gesenkt, bis die vordere Schulter unter der Symphyse geboren ist (bis zur Mitte des Oberarmes, ▶ Abb. 4.3). Anschließend wird der Kopf steil symphysenwärts angehoben, damit die hintere Schulter über den Damm geboren werden kann (▶ Abb. 4.4). Auf diese Weise folgt der restliche Körper des Kindes problemlos nach und das Neugeborene kann der Mutter auf den Bauch gelegt werden.

Merke: Die Beckenhochlagerung und ein adäquater Dammschutz ist bei dieser Prozedur eine Conditio sine qua non!

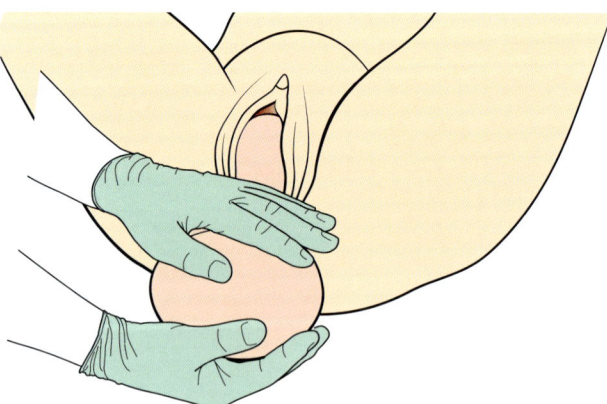

Abb. 4.3: Entwicklung der vorderen Schulter.

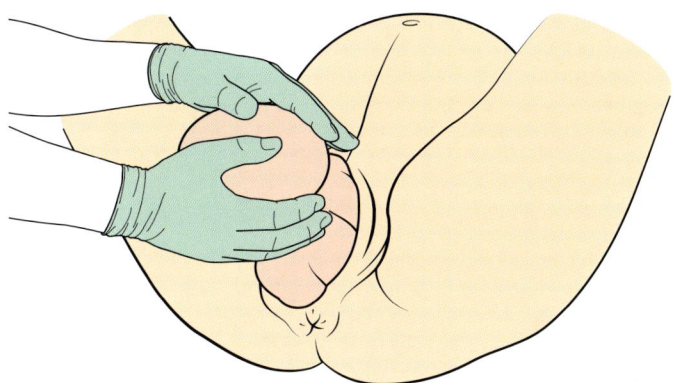

Abb. 4.4: Entwicklung der hinteren Schulter.

4.3.3 Komplikationen

- akute Dammrissgefahr bei unterlassenem oder technisch mangelhaftem Dammschutz
- akute Dammrissgefahr bei Entwicklung der hinteren Schulter, nicht durch ausreichendes steiles Anheben des Rumpfes, sondern durch unsachgemäßes Ziehen an diesem.

4.4 Handgriff nach Kristeller

4.4.1 Definition

Expression des Kindes zur Unterstützung des Durchtrittes durch den Geburtskanal durch Druck auf den Fundus uteri.

4.4.2 Indikationen

- bei operativen Entbindungen (Vakuumextraktion, Forceps, Sectio)
- zur Beschleunigung einer Spontangeburt

• bei der Manualhilfe zur Entwicklung einer Beckenendlage
(Hierbei darf in keiner Phase am Steiß gezogen werden, der
Geburtshelfer hält die Fruchtwalze zusammen und durch Pressen der Frau – in Kombination mit dem Kristellerhandgriff – erfolgt die problemlose Entwicklung des Kindes.)

4.4.3 Durchführung

Eine Hilfsperson steht seitlich von der Gebärenden und umfasst
mit einer oder beiden Händen den Fundus uteri, sie wartet eine
Wehe ab oder reibt eine Wehe an. In der Wehe wird langsam
steigernd Druck auf das Geburtsobjekt ausgeübt und dieses in
Richtung Beckenausgang exprimiert.

Merke: Nie ohne vorherige Aufklärung und Ansage „Kristellern"!

4.4.4 Komplikationen

Maternale Rippenfrakturen, Lebertraumata oder Uterusverletzun-
gen durch Anwendung grober Kraft besonders außerhalb einer
Wehe.

Merke: Bei Z. n. Uterusoperationen (Sectio, Myomenukleatio-
nen, Uteroplastik bei Fehlbildung) ist der Hangriff nach Kristeller kontraindiziert.

Literatur:

Hopp H. Das Kristermanöver. Gynäkologe: 34(2001); 364

Schulz-Lohmeyer I, Zeisler H, Pateisky N et al. Die Kristeller-Technik.
    Eine retrospektive Untersuchung. Geburtsh Frauenheilk 59(1999);
    558

Martius H. Geburtshilfliche Operationen. 11. Auflage (1971); Thieme
    Verlag, Stuttgart

Waszynski E. Kristeller's procedure-Expressio fetus, its genesis and
    contemporary application. Ginekol Pol. 2008 Apr: 79(4): 297–300

5 Maßnahmen zur Erweiterung der Geburtswege

5.1 Stumpfe Dilatationsverfahren

5.1.1 Digitale Dehnung des Muttermundes

Definition
Dehnung des Muttermundes mit dem Finger.

Indikationen:
Geburtseinleitung in Kombination mit Wehentropf (Oxytocin) und gegebenenfalls Amniotomie (= Blasensprengung), speziell bei:
- dünnsäumigem spastischem Muttermund bei Erstparae in der Eröffnungsphase zur Verkürzung der Geburtsdauer und
- am Ende der Eröffnungsphase zur Reposition eines Muttermundsaumes von 1–2 cm, um einen verzögerten Geburtsverlauf zu verkürzen.

Kontraindikationen
Regelrechte Verläufe, unsteriles Vorgehen.

Technik
Dehnung des Muttermundes mit zwei Fingern (Zeige- und Mittelfinger) durch Spreizen der Zervix oder mit einem Finger durch Rotation im Zervikalkanal. Die Reposition eines Saumes bei fortgeschrittener Muttermundseröffnung sollte mit zwei Fingern zur Seite und nach oben entlang des vorangehenden Teiles erfolgen. All diese Prozeduren sollten möglichst unter einer Wehe erfolgen, da nur die angespannte Zervix ein optimales Widerlager für eine Dilatation bietet. Alternativ kann eine Eipollösung (= Ablösung des unteren Eipols) von der Zervixwand zur Weheninduktion durchgeführt werden.

5.1.2 Amniotomie (= Blasensprengung)

Definition
Eröffnung der Fruchtblase zur Weheninduktion (Anregung der Oxytocin-Ausschüttung über den Ferguson-Reflex durch diese Prozedur).

Indikationen
- Geburtseinleitung (bei Präeklampsie, Übertragung, intrauterinem Fruchttod)
- Wehenschwäche
- fehlende Muttermundseröffnung
- Verkürzung der Geburtsdauer bei protrahiertem Verlauf
- tiefer Plazentasitz, Plazenta praevia marginalis zwecks Abdichtung des Muttermundes durch Kopfkompression und gegebenenfalls Kompression einer Blutung auf diese Weise

Kontraindikationen
- vorangehender kindlicher Teil ohne Bezug zum Beckeneingang (Cave: Nabelschnurvorfall oder Vorfall kleiner Teile)
- Frühgeburten (in diesen Fällen ist der Erhalt der Fruchtblase erwünscht (zwecks schonender Kindsentwicklung)
- mangelnde Sterilität bei der Durchführung

Technik
Digital nach Erreichen der Vorblase unter Anwendung eines Fingerlings mit kleinem Kunststoffwiderhaken (= Amnicut®) Eröffnen derselben. Sogenannte „Blasensprenger" (z. B. halbe Klemmen, Kornzange, gebogener Metallkatheter) werden heutzutage nur noch selten verwendet.

Komplikationen
- Nabelschnurvorfall, Vorfall kleiner Teile bei nicht fest im Beckeneingang engagiertem vorangehendem kindlichen Teil
- Verletzungen des kindlichen Skalps/Steißes mit scharfen Instrumenten („Blasensprenger")
- unsteriles Vorgehen

5.1.3 Ballon zur Zervixreifung (Cook-Ballon; Firma Cook Medical Incorporated, Bloomington, USA)

Definition

Der Cook-Ballon besteht aus zwei hintereinander platzierten Silikonballons, die nach Einlegen in den Zervikalkanal mit je maximal 80 ml 0,9 %iger NaCl-Lösung aufgefüllt werden – sobald der obere Ballon über dem inneren und der äußere Ballon vor dem äußeren Muttermund liegt.

Der Cook-Ballon dient einer natürlichen und allmählichen mechanischen Zervixdilatation bei unreifer Zervix (Erleichterung der Geburtseinleitung) vor einer geplanten Geburtseinleitung. Reifung und Dilatation werden durch sanften gleichbleibenden Druck des Ballons auf die Zervix gleichermaßen vom inneren und vom äußeren Muttermund her erreicht.

Indikationen

Unreife Zervix vor Geburtseinleitung

Kontraindikationen

- Prostaglandingabe (erhöhtes Risiko für: Hyperstimulation des Uterus, uteroplazentare Durchblutungsstörung, Tachycardie, Uterusruptur, Plazentalösung, Fruchtwasserembolie, Beckenschmerzen, Plazentaretention, starke vaginale Blutung, Schock, fetale Bradycardie, intrauteriner Fruchttod und mütterlicher Tod)
- Plazenta praevia, Vasa praevia, Plazenta percreta
- Querlage
- Nabelschnurvorfall
- Z. n. Hysterotomie (klassische Sectio, Myomenukleation, sonstige OP mit Durchtrennung aller Wandschichten des Uterus)
- Beckenanomalie
- aktive Herpes genitalis Infektion
- invasives Zervix-Carcinom
- pathologisches fetales Herzfrequenzmuster
- Beckenendlage
- mütterliche Herzerkrankung
- Mehrlingsschwangerschaft
- Hydramnion

- vorangehender Kindsteil oberhalb vom Beckeneingang
- ausgeprägte mütterliche Hypertonie
- alle Kontraindikationen betreffs einer Geburtseinleitung
- bestehender Blasensprung

Vorteile
- sichere Reifung und Dilatation der Zervix ohne Medikamenten-einsatz
- Vermeidung von medikamentösen Nebenwirkungen speziell bei wiederholter Gabe (z. B. Prostaglandin-Gel)
- die Silikonballons passen sich den Konturen des Zervixkanals an
- einfache Applikation und Entfernung

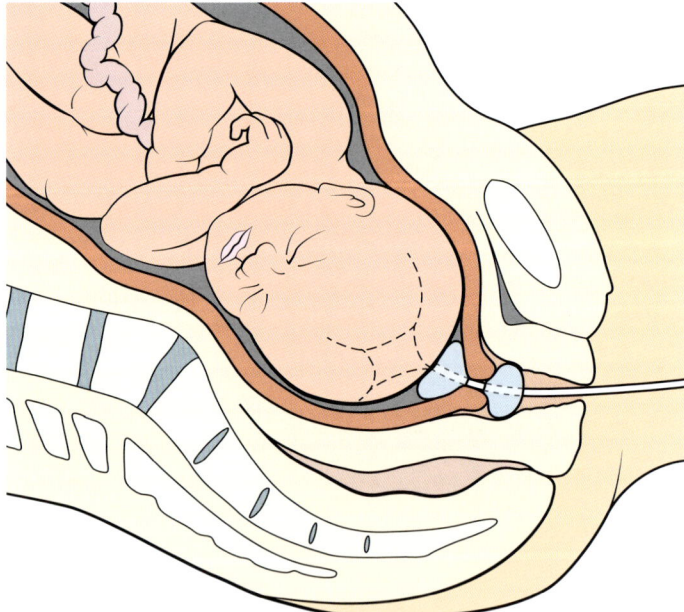

Abb. 5.1: Doppel-Ballon zur Zervixreifung (mit freundlicher Genehmigung der Firma Cook Medical Incorporated, Bloomington, USA).

Nachteile
- maximale Verweildauer in utero 12h vor einer aktiven Geburtseinleitung

Vorbereitung der Patientin vor Einlage eines Doppelballons:
- mittels Ultraschall: Längslage des Kindes bestätigen und Ausschluss von Plazenta praevia totalis/partialis bzw. Plazenta percreta
- Patientin in Steinschnittlage positionieren
- ausreichend große Specula bereithalten
- Desinfektion der Zervix vor Insertion des Ballons

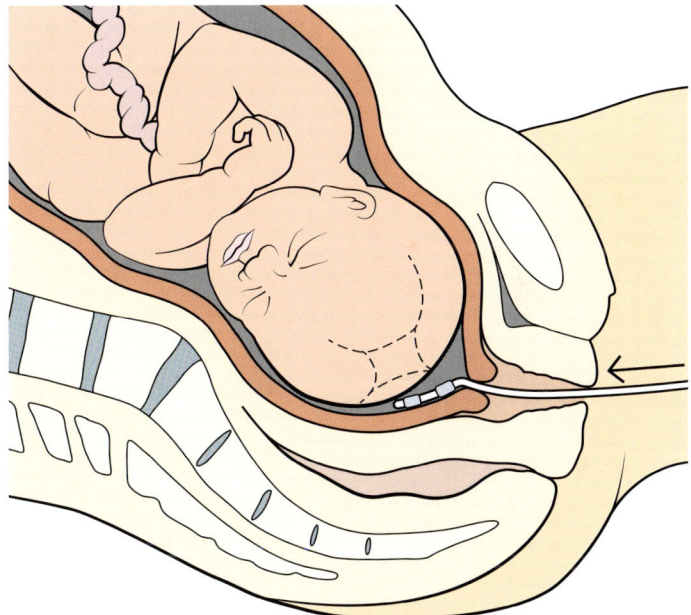

Abb. 5.2: Applikation des Doppel-Ballons (mit freundlicher Genehmigung der Firma Cook Medical Incorporated, Bloomington, USA).

Technik
Die ▶ Abbildungen 5.1–5.5 zeigen das korrekte Vorgehen bei Einlage des Ballons.

Vorsichtsmaßnahmen
Kommt es bei liegendem Doppelballon zum spontanen Blasensprung, sollten beide Ballons deflatiert und entfernt werden.

Komplikationen
- vorzeitige Lösung
- Uterusruptur

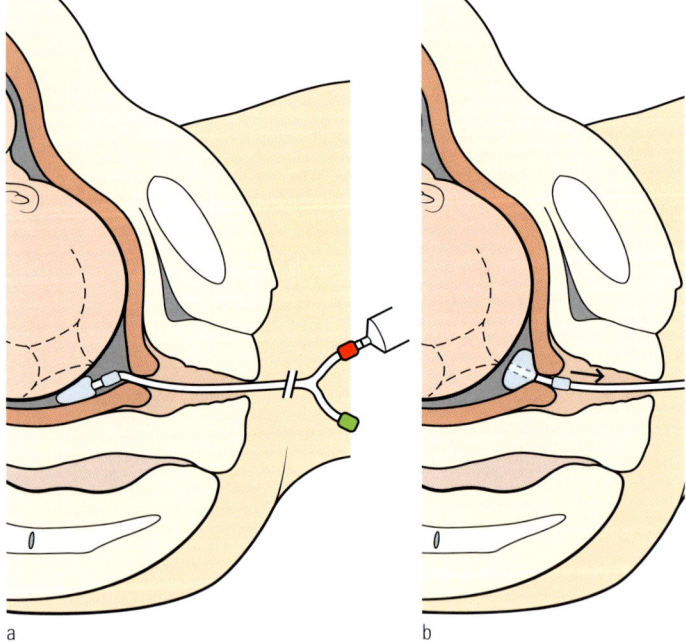

a   b

Abb. 5.3: Applikation des Doppel-Ballons (mit freundlicher Genehmigung der Firma Cook Medical Incorporated, Bloomington, USA).

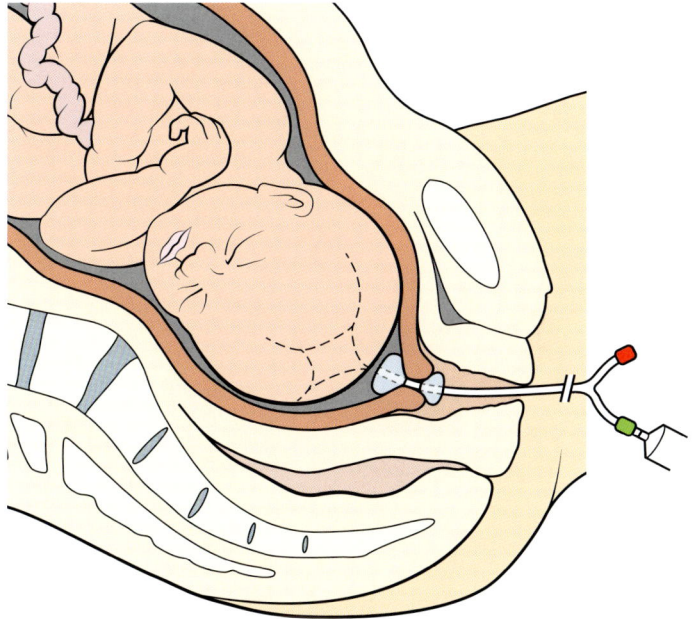

Abb. 5.4: Applikation des Doppel-Ballons (mit freundlicher Genehmigung der Firma Cook Medical Incorporated, Bloomington, USA).

- spontaner Blasensprung
- spontaner Geburtsbeginn
- Ausstoßen des Doppelballons
- Verfangen oder Defekt des Instrumentes
- Schmerzen der Patientin während oder nach der Applikation
- Fehlschlagen der Applikation des Doppelballons
- Notwendigkeit einer Sectio
- Zervixriss
- Blutung
- vorzeitige Wehen
- Geburtsbeginn

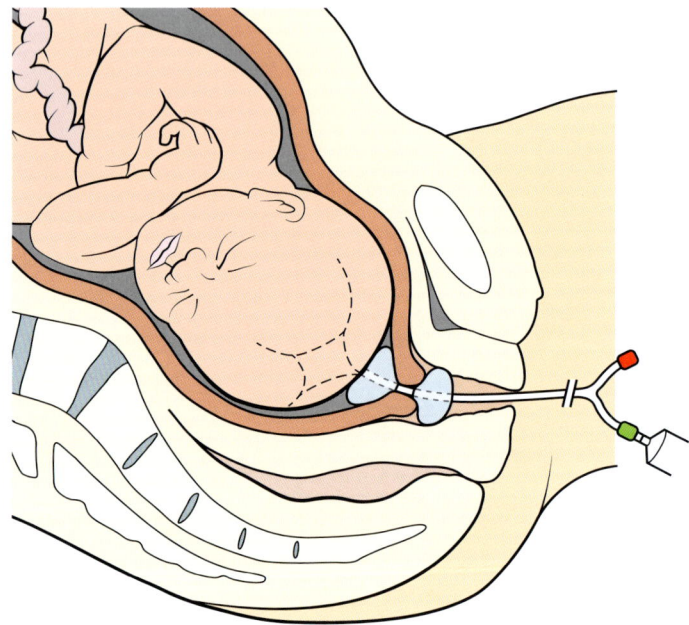

Abb. 5.5: Applikation des Doppel-Ballons (mit freundlicher Genehmigung der Firma Cook Medical Incorporated, Bloomington, USA).

5.2 Operative Erweiterung der Zervix

5.2.1 Muttermundsinzision

Definition
Operative Erweiterung der Zervix uteri mit der geraden Schere unter Sicht.

Indikationen
Heutzutage weitestgehend verlassen; ersetzt durch eine Sectio caesarea ab 24 + 0 SSW.

Technik
Operative Erweiterung der Zervix uteri mit der geraden Schere (bei 10.00 h, 2.00 h und 6.00 h von 1–2 cm Länge nach Speculumeinstellung unter Sicht).

Komplikationen
Zu tiefe Inzisionen (> 2 cm Länge) können ventral zu Blasenverletzungen führen, lateral zu Ureterläsionen und sakral zur Eröffnung des Douglas'schen Raumes.

5.2.2 Hysterotomia vaginalis anterior (= vaginale Hysterotomie, = Sectio parva)

Definition
Operative Spaltung der Zervix uteri von der Vagina ausgehend.

Indikationen
- vorzeitige Schwangerschaftsbeendigung meistens nach der 12. SSW bis < 24 + 0 SSW
- bei vorzeitiger Plazentalösung und nicht lebensfähigem Kind und gleichzeitig bestehender lebensbedrohlicher Erkrankung der Mutter (z. B. Hyperfibrinolyse)
- wenn durch Prostaglandine keine Zervixeröffnung zu erreichen ist
- in seltenen Fällen bei Mehrlingsschwangerschaften zur Entfernung eines kranken nicht lebensfähigen Kindes und späterer Geburt des gesunden Kindes

Kontraindikationen
Gestationsalter < 12. SSW und > 24 + 0 SSW (ab hier Sectio caesarea); primär kein Versuch der Geburtseinleitung mit Prostaglandinen.

Technik
- Einstellen der Portio mittels Specula,
- Anhaken der Portio mit zwei Kugelzangen und Vorziehen derselben,

- Spaltung der vorderen Vaginalwand bogenförmig unter Zug (▶ Abb. 5.6) und Abschieben der Harnblase von der vorderen Zervixwand bis in Höhe der Plica vesico uterina nach cranial (▶ Abb. 5.7). Die Blasenpfeiler bleiben dabei stehen;
- Einsetzen eines Speculums, um die Vaginalwand und Harnblase hochzuziehen,
- medianer Längsschnitt der vorderen Zervixwand bis zum Isthmus uteri und Fassen der Zervixränder mittels Klemmen (▶ Abb. 5.8),
- anschließend vollständiges Entleeren des Uterus,
- daraufhin Naht der vorderen Zervixwand durch Einzelknopfnähte – ausgehend vom oberen Wundwinkel (▶ Abb. 5.9) – und danach Naht des bogenförmigen Schnittes in der vorderen Vaginalwand (▶ Abb. 5.10).

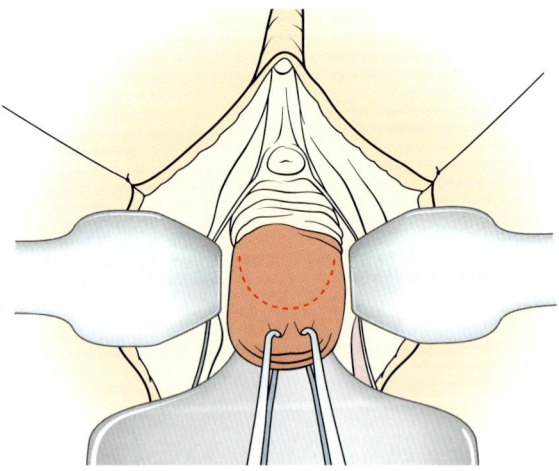

Abb. 5.6: Vorgehen bei Sectio parva (1: Durchtrennen der vorderen Vaginalwand über der Zervix).

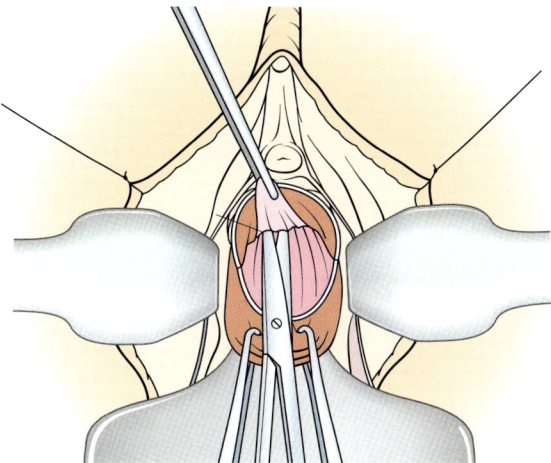

Abb. 5.7: Vorgehen bei Sectio parva (2: Mobilisieren der Harnblase).

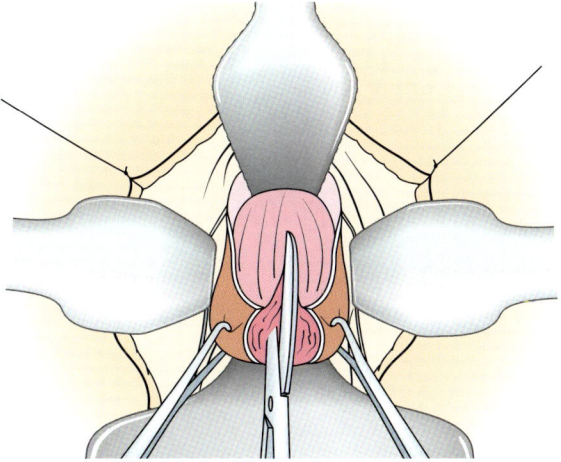

Abb. 5.8: Vorgehen bei Sectio parva (3: Spalten der Zervix).

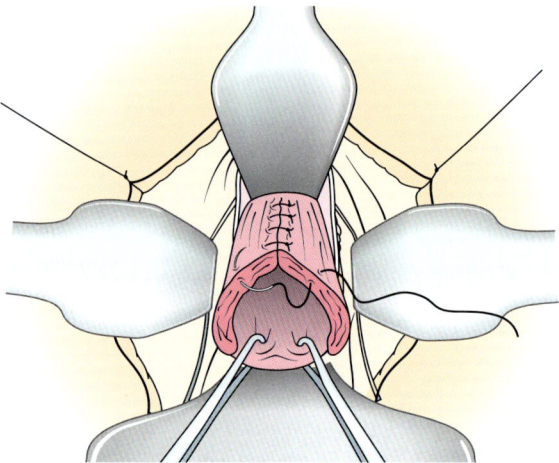

Abb. 5.9: Vorgehen bei Sectio parva (4: Verschluss der Zervix, extramuköse Nähte).

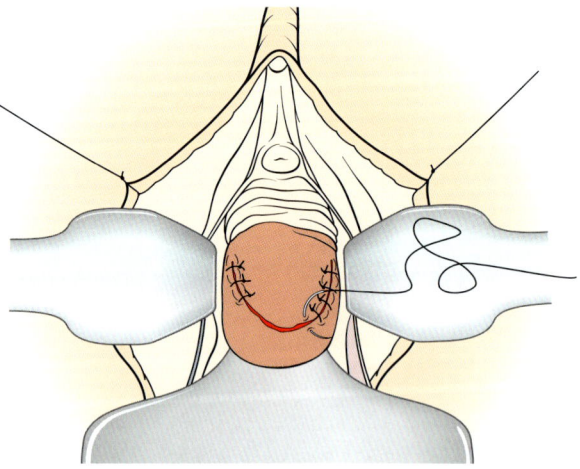

Abb. 5.10: Vorgehen bei Sectio parva (5: Naht der Scheidenhaut, extramuköse Nähte).

Komplikationen

Blasenverletzungen durch falsche Technik, Infektionen, Blutungen.

5.3 Operative Erweiterung der Scheide und des Dammes – Episiotomie

5.3.1 Definition

Durchtrennung des Dammes mit der Schere, wobei eine Branche hinter dem Damm in die Vagina eingeführt wird; Häufigkeit 8–30 %.

> **Merke:** Die Episiotomie verhindert nicht weitere Verletzungen des Beckenbodens!

5.3.2 Arten nach Schnittrichtung und Technik

- **Mediane Episiotomie:** Der Schnitt verläuft von der hinteren Kommissur in der Mittellinie bis auf maximal 1,5 cm an den M. Sphincter ani heran, ▶ Abb. 5.11 (a).

> **Merke:** Bei nicht ausreichendem Platzgewinn wird der Sphincter bogenförmig umschnitten (Vermeidung eines DR III oder IV), ▶ Abb. 5.11 (a, gestrichelte Linie).

Die Nahttechnik ist einfach, die postpartalen Beschwerden der Frau am geringsten.

- **Mediolaterale Episiotomie:** Der Schnitt verläuft von der hinteren Kommissur seitlich im Winkel von 45° am Anus vorbei, ▶ Abb. 5.11 (c) und beträgt mindestens 3–4 cm, (sonst: Einrissgefahr!).

> **Merke:** Der Weichteilwiderstand lässt sich drastisch reduzieren, Sphincterverletzungen sind selten; da der blutreiche M. bulbospongiosus durchtrennt wird, sind Hämatome und Schmerzen nach der Geburt des Kindes häufig. Wird der Schnitt zu sparsam ausgeführt, reißt das Gewebe primär in Richtung Sphincter ani.

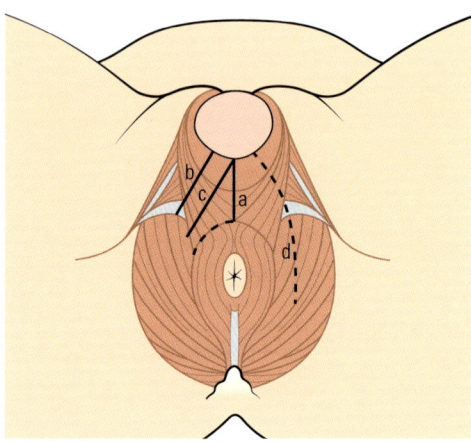

Abb. 5.11: Schnittführungen bei der Episiotomie (median, median mit bogenförmiger Umschneidung des Sphincter ani, lateral, mediolateral, Schuchardt-Schnitt); a = mediane Episiotomie sowie mediane Episiotomie mit bogenförmiger Umschneidung des Sphincter ani; b = laterale Episiotomie; c = medio-laterale Episiotomie; d = Schuchardt-Schnitt.

● **Laterale Episiotomie:** Der Schnitt verläuft seitlich von der hinteren Kommissur, ▶ Abb. 5.11 (b) und kann zum Scheiden-Damm-Beckenbodenschnitt = „Schuchhardt-Schnitt" erweitert werden, ▶ Abb. 5.11 (d).

Merke: Diese Schnittführung ist heute weitgehend verlassen worden; sie wurde früher bei schwierigen vaginalen und vaginal-operativen Geburten eingesetzt, um einen größtmöglichen Raumgewinn zu schaffen.

5.3.3 Indikationen

● maternal:
  – bei rigidem muskulärem Weichteilrohr (hoher Damm, enger Levatorspalt, enger Schambogenwinkel)
  – sehr kurzem Damm (Einrissgefahr des Sphincter ani);

- Indikation, wenn die Dammhaut blass wird (als nächstes kommt es zum Riss)
- Erschöpfung der Mutter
- Vermeidung von Geburtsverletzungen
- fetal:
  - Verkürzung der Austreibung bei drohender fetaler Hypoxie und
  - ungünstigem Durchtrittsplanum
  - Schonung des kindlichen Kopfes bei Frühgeburtlichkeit (= individuell nach Sachlage!)
  - vaginal-operative Entbindung (= individuell nach Sachlage!) bei Forceps und Vakuumextraktion
  - makrosomes Kind
  - Schulterdystokie

Merke: Eine Episiotomie sollte stets in der Wehenakme (= zusätzliche Schmerzreduktion) und bei ausreichender Analgesie (z. B. Lokalanästhesie) und nach lokaler Desinfektion durchgeführt werden.

5.3.4 Nahttechnik

Nach lokaler Desinfektion und ausreichender Analgesie (lokal, PDA) wird der oberste Wundwinkel in der Scheide aufgesucht und darüber im gesunden Gewebe der erste Stich gesetzt (Blutstillung). Die weiteren Nähte in der Scheide bis zum Introitus (ob Einzelknopfnähte oder fortlaufende Naht) umfassen die gesamte Wundtiefe „Hohlraumversiegelung": Wundtaschen vermeiden, in denen sich Blut und Sekret sammeln können und sich superinfizieren. Anschließend wird der Damm ebenfalls die gesamte Wundtiefe durchfassend schichtweise von der Tiefe her nach oben genäht (Einzelknopfnähte, heute eher fortlaufend). Die Hautnaht erfolgt intracutan. Nahtgut: Vicryl 3/0 atraumatisch.

Merke: In der Scheide wird der Nadelhalter parallel zur Scheide geführt, am Damm senkrecht, um ein Durchnähen durch das Rektum zu vermeiden. Bei anatomisch unklarer Situation wird über den rektal eingeführten Finger genäht.

5.3.5 Komplikationen

1. **Blutungen:** Diese treten bei mediolateraler Episiotomie häufiger auf als bei medianer Episiotomie. In 4–5 % der Fälle beträgt der Blutverlust mehr als 500 ml.
   a) Supra-/infratentorielle Hämatome: kommen selten vor. Die Diagnose erfolgt per Ultraschall, die Therapie (Ausräumung) per Laparotomie.
   b) Scheidenhämatome: Treten überwiegend paravaginal unterhalb des M. levator ani auf. Sie sollten dann operativ entleert werden, wenn sie klinische Beschwerden verursachen.

2. **Infektionen:** Treten in 3 % der Fälle nach Episiotomie auf. Nach initial starken Wundschmerzen kommt es meist nach 4–6 Tagen zur Wunddehiszenz.
   Therapie: Fäden eröffnen, Reinigen der Wundränder, evtl. Sekundärnaht, Antibiose nur bei Fieber und erhöhten Infektparametern (Leucozytose und erhöhtes CRP).

3. **Nekrotisierende Faszitis:** Diese kommt selten vor, es handelt sich hierbei um eine lebensbedrohliche Infektion (Anaerobier, Streptokokken Gruppe A), die die Bauchdecke mit einbeziehen kann.
   Therapie: Breite antibiotische Abdeckung, operativ: Abtragen der Nekrosen und Einlegen von Drainagen.

4. **Dammrisse (= posteriore Läsion):** siehe Kapitel 9.3

5. **Verletzungen der Vulva (Klitoris- und Labienrisse):** siehe Kapitel 9.4

6. **Zervixrisse:** siehe Kapitel 9.1

7. **Vaginalrisse:** siehe Kapitel 9.2

8. **Rectovaginale Fisteln:** Häufigkeit: 0,6 % der Fälle
   a) Auftreten: meist wenige Monate nach Geburtstrauma, speziell bei Z. n. Dammriss Grad 4, Infektionen, Hämatomen. Sie sind meistens das Ergebnis einer unzureichenden Versorgung eines Dammrisses Grad 4.
   b) Operative Versorgung: Es gibt 2 Varianten:
      – Primär: innerhalb von 24 h nach der Geburt, sonst Sekundärversorgung, wenn die Wundverhältnisse unauffällig sind.

– Sekundäre Revision: Exakte Darstellung des Fistelganges (Röntgen mit Kontrastmittel), Resektion des Fistelganges und der befallenen Darmmukosa via Sonde nach Methylenblauinstallation. Schichtweiser Verschluss von Darmschleimhaut und Muskulatur (= exakte Rekonstruktion von Sphincter und überlappender Adaptation der Muskelenden), Damm und Vaginalhaut.

Merke: Die Dammhaut reißt zuletzt! Zuvor kommt es durch überzogene und überhöhte Beanspruchung von Muskeln und Faszien des Beckenbodens unbemerkt zu okkulten Verletzungen wie Einrissen und Zerreißungen, Scheidenrissen, Überdehnungen der Bulbocavernosus-Schlinge, des M. transversus perinei profundus und des Einrisses oder Abrisses des M. levator ani.

Literatur:

Atad J; Hallak M; Ben-David Y; et al. (1996). A randomized comparison of prostaglandin E2, oxytocin and the double-balloon device in inducing labor. Obstet Gynecol. (87): 223–227

Atad J; Hallak M; Ben-David Y; et al. (1997). Ripening and dilatation of the unfavorable cervix for induction of labor by a double balloon device: experience with 250 cases. Br J Obstet Gynaecol; 104 (pt 1): 29

Sherman D; Frenkel E; Tovbin J et al. (1996). Ripening of the unfavorable cervix with extraamniotic catheter balloon: clinicalexperience and review. Obstet Gynecol Survey. 51 (10): 621–627

Käser O, Ikle FA, Hirsch A. (1983). Atlas der gynäkologischen Operationen; Thieme Verlag Stuttgart

Martius H., Martius G. (1971). Geburtshilfliche Operationen. Thieme Verlag Stuttgart

6 Operative Entbindung in der Austreibungsphase bei Schädellage

6.1 Spekulumgeburt

Bauereisen hat 1947 die Spekulum- oder Spiegelentbindung als Ersatz für eine Beckenausgangszange eingeführt. Es handelt sich dabei um das Entbindungsspekulum nach Gauss, ein kurzes breites Spekulum mit schräg stehendem Griff, sodass dieses auch im Längsbett einsetzbar ist. Die Fensterung des Spiegelblattes in

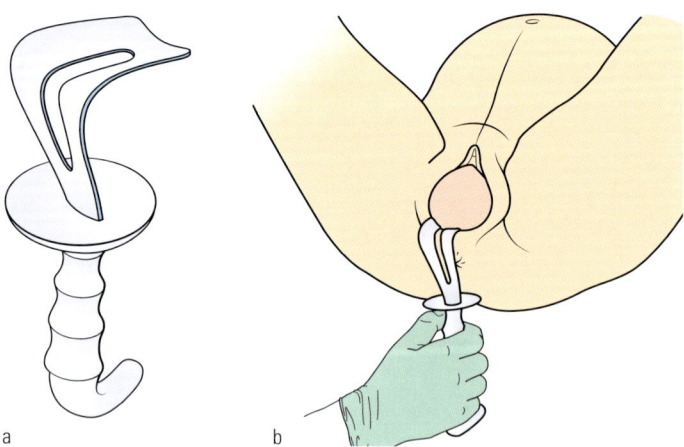

a   b

Abb. 6.1: Entbindungsspekulum nach Gauss.

Längsrichtung dient der Beobachtung des Dammes (▶ Abb. 6.1: Entbindungsspekulum n. Gauss).

6.1.1 Indikationen

- Geburtserleichterung bei Frühgeburt zur Vermeidung einer fetalen Hypoxie
- bei Weichteilrigidität
- zur Beschleunigung der Austreibungsphase

6.1.2 Technik

Voraussetzungen zur Durchführung einer Spekulumgeburt sind:
- ein vollständig eröffneter Muttermund,
- eine eröffnete Fruchtblase,
- ein tief stehender Kopf.

Das Spekulum wird entlang der hinteren Scheidewand in die Vagina eingeführt. Durch Zug nach dorsal wird der Damm weggedrückt und die Biegung im weichen Geburtskanal verringert. Auf diese Weise wird die Abbiegung des Kindes und der Austritt des Kopfes erleichtert. Eine gleichzeitige Episiotomie verkürzt den Weichteilschlauch. Das Verfahren wird heutzutage nur noch selten angewendet.

6.2 Vakuumextraktion (VE)

6.2.1 Definition

Eine Saugglocke, die am fetalen Skalp aufgesetzt wird und die über einen Schlauch mit einer Vakuumflasche und einer Pumpe verbunden ist. Die Luft wird binnen 3 Minuten mit diesem System aus der Saugglocke herausgepumpt, sodass die Glocke durch den erzeugten Unterdruck fest am kindlichen Kopf haftet. Auf diese Weise entsteht unter der Glocke eine künstliche Geburtsgeschwulst.

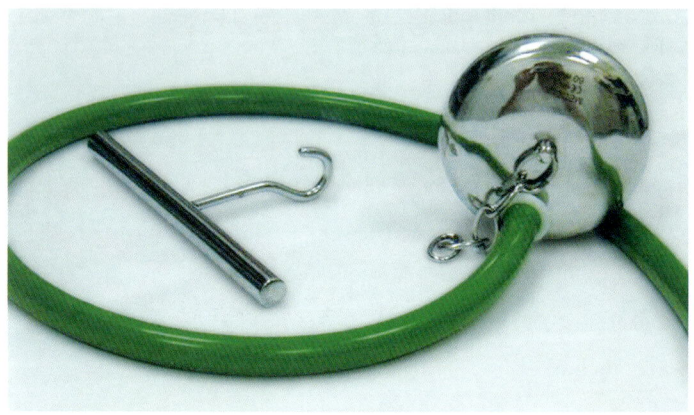

Abb. 6.2: Metallglocke, Schlauchsystem und Zughaken.

6.2.2 Instrumentarium

- Saugglocken aus Metall (Größen: 40, 50, 60 mm Durchmesser, ▶ Abb. 6.2); aus Kunststoff, aus Gummi oder Silikon (= soft cups); eher geeignet für Becken-Outlet-Vakuumextraktion oder Vakuumextraktion von Beckenboden wegen der geringeren Extraktionskraft, Schlauchsystem; Pumpe; Zugkette mit Knebelgriff
- Single-use-Artikel: Mystic® (▶ Abb. 6.3) Kiwi® (▶ Abb. 6.4)

6.2.3 Indikationen

- Verkürzung der Austreibungsphase
- bei sekundärer Wehenschwäche trotz Oxytocingabe
- pathologisches CTG durch fetale Mikroblutuntersuchung bestätigt
- bei eingeschränkter mütterlicher Belastbarkeit (krankheitsbedingt, mangelnde Compliance)

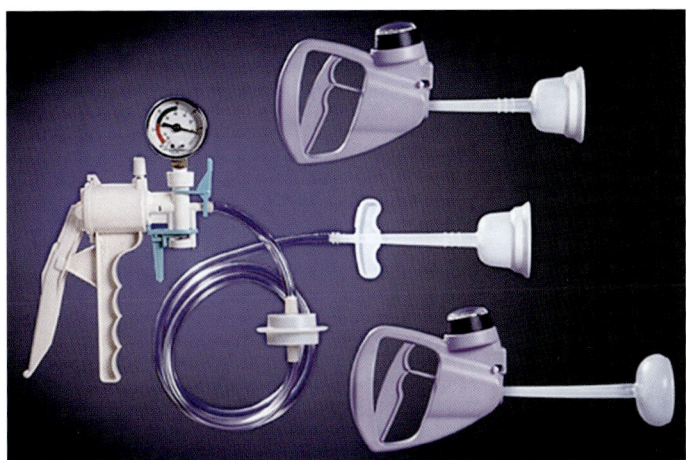

Abb. 6.3: Single-Use-Artikel Mystic® Vakuumextraktor, diverse Modelle (Mit freundlicher Genehmigung der Firma Cooper Surgical INC & Leisegang Feinmechanik Optik GmbH, Leibnitzstr. 32, 10625 Berlin).

6.2.4 Kontraindikationen

- Gesichts-/Stirnlage
- < 34 + 0 SSW
- Blutung bei Z. n. Fetalblutanalyse
- unklare Gerinnungsstörung der Mutter (z. B. Thrombopenie, Frage der genetischen Ursache)
- der Kopf folgt nicht beim Pressen (V. a. Geburtsstillstand)

6.2.5 Voraussetzungen

Seitens der Mutter
- vollständig eröffneter Muttermund
- Ausschluss eines cephalopelvinen Missverhältnisses
- Z. n. Blasensprung oder Amniotomie
- leere Harnblase
- mütterliches Einverständnis

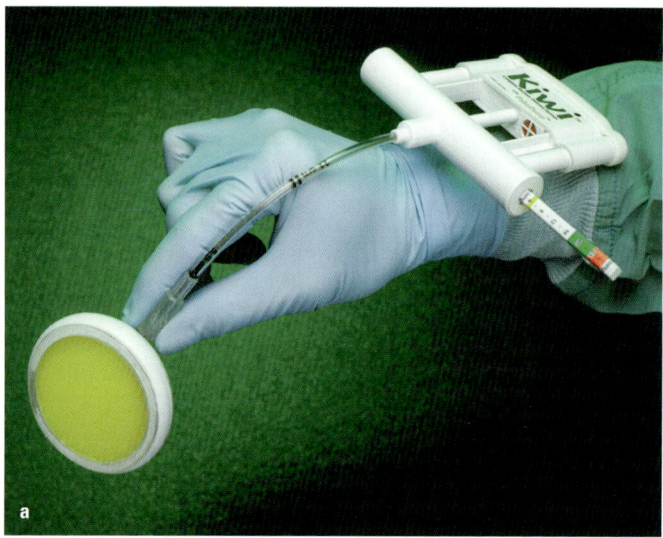

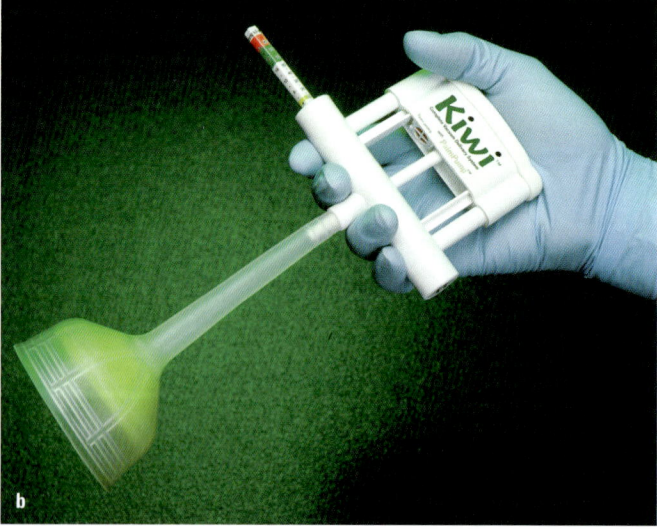

Seitens des Kindes
- der kindliche Kopf muss vakuumgerecht stehen
- eine Glocke muss am vorangehenden Teil anlegbar sein

6.2.6 Technik

- Anlegen der Glocke am kindlichen Skalp auf die Leitstelle
- Nachtasten (ist etwas eingeklemmt durch die Glocke, z. B. Muttermund, Vaginalwand)
- Andrücken der Glocke mit 2 Fingern und Aufbau des Unterdruckes binnen 3 Minuten bis 0,8 kg/cm^2
- Probezug in der Führungslinie unter der Wehe und beim Pressen
- Tiefertreten des vorangehenden Teiles nach 1–2 Zügen wehensynchron
- Schneiden einer Episiotomie fakultativ, wenn der Kopf einschneidet (Wie ist der Damm beschaffen? Ist ein Dammschnitt notwendig und wenn ja, in welcher Richtung?)
- Partus nach 3–4 Zügen unter Dammschutz, wobei nach Geburt des Kopfes langsam der Unterdruck abgelassen und dann die Glocke entfernt wird (siehe ▶ Abb. 6.5–6.7).

6.2.7 Vorteile der Methode

- der Kopfumfang wird nicht vergrößert
- geringere Weichteilbelastung
- ein Dammschnitt ist nur fakultativ notwendig
- das Ungeborene kann beim Tiefertreten eigenständig drehen
- Durchführung ohne Teil- oder Allgemeinnarkose möglich

◀

Abb. 6.4: Single-Use Artikel Kiwi® Vakuumextraktor; (a) Glocke oben für reife Kinder, (b) Glocke darunter für Frühgeburten (mit freundlicher Genehmigung der Firma BRENNER MEDICAL GmbH: Wernher-von-Braun-Str. 8a, 85640 Putzbrunn).

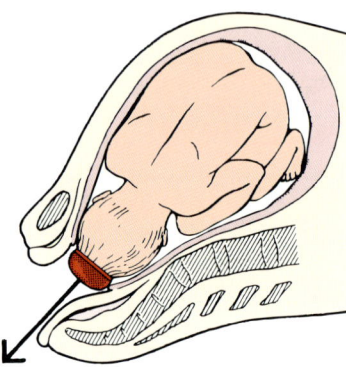

Abb. 6.5: Vakuumextraktion bei unterschiedlichem Höhenstand mit Ansatz der Glocke und jeweiliger Zugrichtung (Interspinalebene) (aus Dudenhausen: Praktische Geburtshilfe. Walter de Gruyter Berlin, Boston, 21. Auflage, 2011).

- eine Vakuumextraktion ist im Gegensatz zum Forceps durch den Erfahrenen vom Beckeneingang möglich (cave: fetale Hypoxie!)

6.2.8 Komplikationen

- Abreißen der Glocke meist durch Zug in die falsche Richtung. Gefahr: intrakranielle Druckschwankungen, die zu Hirnblutungen führen können

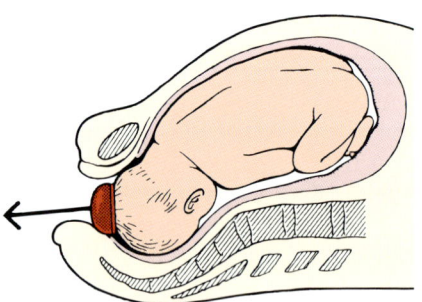

Abb. 6.6: Vakuumextraktion bei unterschiedlichem Höhenstand mit Ansatz der Glocke und jeweiliger Zugrichtung (zwischen Beckenmitte und Beckenboden) (aus Dudenhausen: Praktische Geburtshilfe. Walter de Gruyter Berlin, Boston, 21. Auflage, 2011).

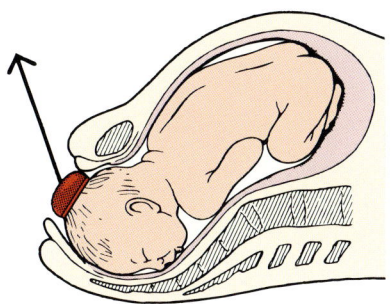

Abb. 6.7: Vakuumextraktion bei unterschiedlichem Höhenstand mit Ansatz der Glocke und jeweiliger Zugrichtung (auf Beckenboden) (aus Dudenhausen: Praktische Geburtshilfe. Walter de Gruyter Berlin, Boston, 21. Auflage, 2011).

- Hautverletzungen durch zu langen Zug
- Entstehen eines Caput succedaneum, das nach 24 h voll zurückgebildet wird.
  Ursachen:
  - zu früher Zug (der Unterdruck ist noch nicht voll hergestellt; Dauer des Sogaufbaues < 3 Minuten),
  - statt Zug in der Führungslinie, Abweichung nach vorne oder nach lateral,
  - Vakuumextraktion als Forcepsersatz,
  - Nichtbeachten der Voraussetzungen und Kontraindikationen,
  - mangelnde Erfahrung des Operateurs.

Merke: Eine Glocke darf maximal zweimal abreißen; dann muss der Erfahrene festlegen, ob ein Forceps durchgeführt wird oder eine Sectio.

6.3 Forceps

6.3.1 Definition

Aus zwei zusammmsetzbaren Löffeln bestehendes geburtshilfliches Instrument zur Zangengeburt zwecks rascher vaginaler Geburtsbeendigung.

6.3.2 Instrumentarium

Nähere Beschreibungen der einzelnen Zangenmodelle siehe z. B. in: Kuhn W, Tröhler U (1987). Forcepes: 75–113, in: „Armamentarum obstetricium Gottingense"; Vandenhoeck & Ruprecht in Göttingen.
Die meisten Zangen werden symmetrisch am Kopf des Kindes angelegt (die Zangenachse steht dann 90° zur Pfeilnaht).

6.3.3 Indikationen

- akute drohende kindliche Hypoxie (Bradykardie, per Fetalblutanalyse gesicherte Azidose, schwere Dezelerationen, Nabelschnurvorfall in der Austreibungsphase)
- akuter mütterlicher Notfall (z. B. eklamptischer Anfall)
- Geburtsstillstand in der Austreibungsphase > 90 Minuten
- Beckenoutlet-Forceps bei mütterlicher Belastung (durch Erkrankungen, mangelnde Compliance)

6.3.4 Kontraindikationen

- der Muttermund ist nicht vollständig eröffnet
- der Höhenstand des kindlichen Kopfes befindet sich in Beckeneingang
- unerfahrener Operateur:
- keine Forcepserfahrung
- keine Kenntnisse der Geburtsmechanik

6.3.5 Voraussetzungen

Seitens der Mutter
- der Muttermund ist vollständig eröffnet
- kein zu enger Beckenausgang
- Z. n. Blasensprung oder Amniotomie
- leere Harnblase
- Einverständnis der Mutter
- ausreichende Teil- oder Vollnarkose
- Episiotomie fakultativ

Seitens des Kindes

- der Kopf muss zangengerecht stehen (mindestens in Beckenmitte, abzüglich einer Geburtsgeschwulst)
- der Kopf darf weder zu groß noch zu klein sein (bei zu kleinem Kopf gleitet die Zange vom Kopf ab, ein zu großer Kopf macht die Durchführung einer Zange unmöglich)
- das Kind muss leben (bei totem Kind ist die Vakuumextraktion vorzuziehen, da die Zange höhere Risiken für mütterliche Verletzungen birgt)

6.3.6 Technik

An dieser Stelle soll nur kursorisch in groben Schritten die Zangentechnik dargestellt werden. Die ausführliche Beschreibung inklusive der Abweichungen von der Norm (z. B. Zange bei tiefem Querstand etc.) entnehmen sie bitte dem klassischen geburtshilflichen Lehrbuch: Dudenhausen: Praktische Geburtshilfe, 21. Auflage, Walter de Gruyter. Berlin, Boston.

1. Anlegen der Zange: Es gilt die alte Regel nach Pschyrembel in dieser Reihenfolge:
   a) „Linker Löffel – linke Hand, Einführen in die linke Seite der Gebärenden",
   b) „rechter Löffel – rechte Hand, Einführen in die rechte Seite der Gebärenden",
   c) wobei der quere Durchmesser der Zangenlöffel senkrecht zum Längsdurchmesser des Kopfes verläuft.

Merke: Nur auf diese Weise lässt sich die Zange schließen! Vor Anlegen der Zange muss diese geschlossen vor die in Steinschnittlage gelagerte Gebärende und so gehalten werden, wie sie anschließend am kindlichen Kopf anliegen soll:
- die Zangenspitze weist auf die Leitstelle
- die Krümmung der Zange entspricht der Krümmung der Beckenführungslinie (Konkavität nach oben)
- das Schloss muss sich „brechen" lassen (schließbar sein; Cave: Ausschluss von Vorliegen zweier verschiedener Zangenlöffel = unterschiedlicher Modelle!)

- der linke Zangenlöffel wird unter dem Schutz der rechten Hand (die Hand schützt die Scheide, der Zangenlöffel befindet sich zwischen Kopf und Hand) eingeführt, der rechte Zangenlöffel wird unter dem Schutz der linken Hand platziert: Die jeweilige Hand darf erst zurückgezogen werden, wenn der Zangenlöffel jeweils korrekt platziert ist!
  Der rechte Löffel wird als zweiter über dem linken Löffel eingelegt: Erst auf diese Weise lässt sich die Zange schließen! (▶ Abb. 6.8–6.13)

2. Wenn die Zange geschlossen ist, muss zwingend notwendig nachgetastet werden:
   a) Sind die Zangenlöffel korrekt am Kopf des Kindes platziert?
   b) Sind Weichteile eingeklemmt: Zervix, Scheide, äußeres Genitale (Mutter), Ohr (Kind)?

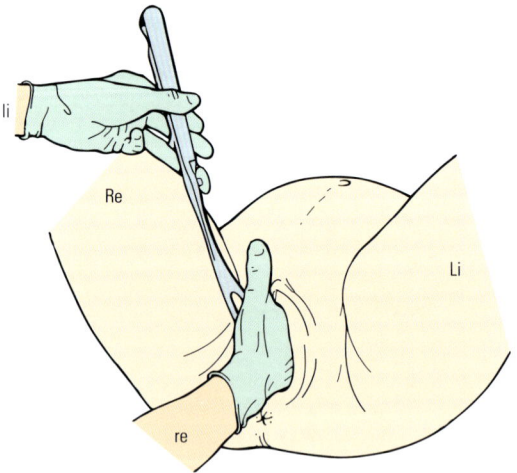

Abb. 6.8: Forceps, Schritt 1: Einführen des linken Löffels (aus Dudenhausen: Praktische Geburtshilfe. Walter de Gruyter Berlin, Boston, 21. Auflage, 2011).

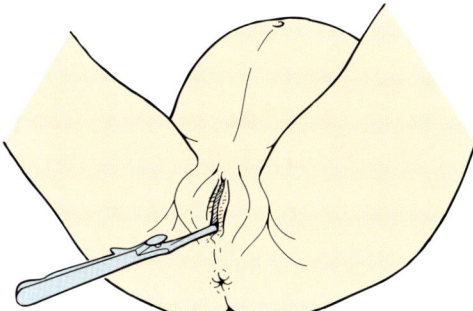

Abb. 6.9: Korrekte Lage des linken Löffels (aus Dudenhausen: Praktische Geburtshilfe. Walter de Gruyter Berlin, Boston, 21. Auflage, 2011).

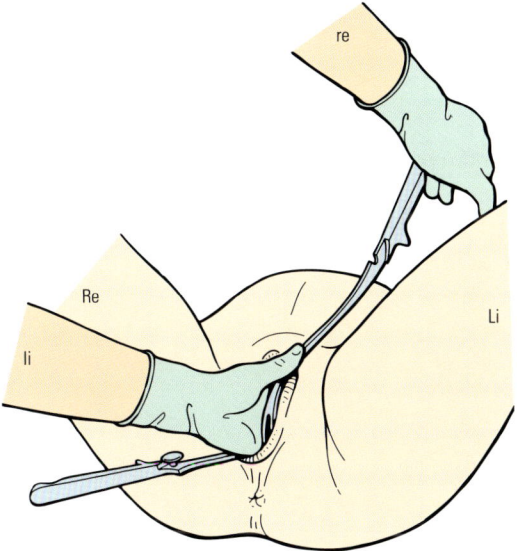

Abb. 6.10: Forceps, Schritt 2: Einführen des rechten Löffels (aus Dudenhausen: Praktische Geburtshilfe. Walter de Gruyter Berlin, Boston, 21. Auflage, 2011).

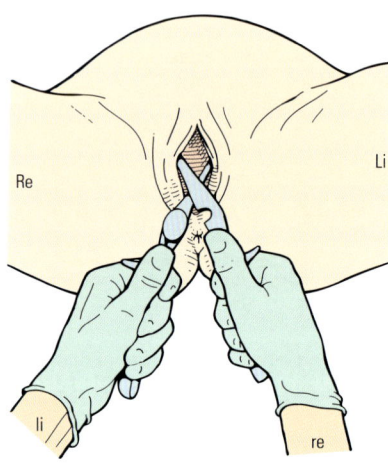

Abb. 6.11: Schließen der beiden Zangenlöffel (aus Dudenhausen: Praktische Geburtshilfe. Walter de Gruyter Berlin, Boston, 21. Auflage, 2011).

3. Extraktion = Nachahmen des natürlichen Geburtsmechanismus mit der Zange:
   a) Ziehen in Griffrichtung bis die Leitstelle in der Vulva sichtbar ist,

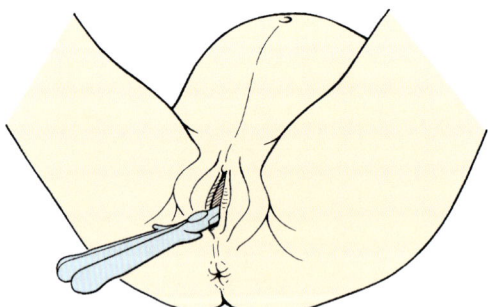

Abb. 6.12: Korrekte Lage der geschlossenen Zange in Zugrichtung (aus Dudenhausen: Praktische Geburtshilfe. Walter de Gruyter Berlin, Boston, 21. Auflage, 2011).

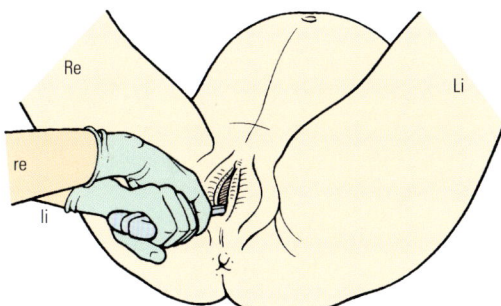

Abb. 6.13: Fassen der Zange: Die linke Hand fasst von oben den Griff und „klemmt" ihren Zeigefinger zwischen die Branchen zwecks Druckregulierung am Kopf des Kindes, die rechte Hand legt sich darüber mit dem 2. und 3. Finger am Busch-Haken (aus Dudenhausen: Praktische Geburtshilfe. Walter de Gruyter Berlin, Boston, 21. Auflage, 2011).

Merke: Vor Einsetzen der Zangenlöffel muss geklärt werden, wer den Dammschutz ausführt (die Hebamme oder der Arzt; wenn letzterer, dann muss der Operateur auf die linke Seite wechseln und die Zange in der rechten Hand halten, um mit der linken Hand den Damm zu schützen).

b) Der Drehpunkt befindet sich jetzt bei Kopflage am Unterrand der Symphyse.
c) Es erfolgt erstens die Rotation des Kopfes um die Symphyse nur noch durch Heben und zweitens der Dammschutz.

Merke: Die Bewegung der Zangenlöffel erfolgt von der Beckführungslinie in Richtung Bauch der Mutter stets ohne grobe Kraft mit sehr viel Gefühl (langsame Bewegungen!)

d) Entfernen der Zangenlöffel
e) Schulter- und Rumpfentwicklung wie bei Sponatanpartus.

6.3.7 Komplikationen

Wichtig ist, dass nach dem Schließen der Zange bei normal großem Kopf zwischen den Griffen ein Spalt klafft, der bei der Extraktion durch einen Finger oder ein Tuch offengehalten wird, weil
sonst der Druck auf den kindlichen Kopf zu groß wird = Druckregulierung!

Hauptgefahren für das Kind sind bei Zuwiderhandlung
* Tentoriumeinrisse mit Zerreißung von Venen oder Sinus und
  nachfolgenden Einblutungen in die hintere Schädelgrube, die
  bei Einklemmung der Medulla oblongata tödlich sind
* Schädelfrakturen
* Hautläsionen, Quetschungen, Hämatome, Nervenläsionen
  (z. B.: N. facialis)

Die Zangentechnik muss beherrscht werden
Der Zug erfolgt in Richtung Zangengriffe, langsam und ruhig, wehensynchron mit Pause nach jedem Zug, um die Weichteildeh-
nung zu fördern und den Zangendruck auf den Kopf zu reduzieren.
Es darf keine Drehung durchgeführt werden ohne dass der Kopf
folgt. Das Ein- und Durchschneiden des Kopfes mittels der Zange
muss ganz behutsam erfolgen. Auf diese Weise sind die Hauptgefahren für die Mutter auf ein Minimum reduzierbar: Damm-,
Scheiden-, Zervix- und Klitorisrisse, Ein- und Abrisse der Levato-
renschenkel, mittelfristig Fistelbildung zwischen Scheide und Blase
und Scheide und Rektum sowie Harn- und Stuhlinkontinenzen.

Merke: Bei jeder Art der vaginal-operativen Entbindung gilt: Sobald die Möglichkeit einer notwendigen vaginal-operativen Entbindung sub partu absehbar ist, sollte die Patientin diesbezüglich
aufgeklärt werden, um ein Höchstmaß ihrer Einwilligungsfähig-
keit zu erhalten – speziell in Bezug auf die Risikoabwägung der
verschiedenen alternativen Verfahren. Auch im Notfall sollte dies
in Kurzform geschehen. In jedem Fall muss eine genaue Dokumentation der Abläufe erfolgen (Aufklärung, Einwilligung,
Durchführung, siehe: AWMF-Leitlinie Nr. 015/043.)

Das Verletzungsrisiko für Mutter und Kind ist umso höher, je höher der Kopf steht und umso mehr die Pfeilnaht von der anterio-posterioren Position abweicht. (ACOG 1994, Hankins und Rowe 1996).

Obligates Vorgehen nach vaginal-operativer Entbindung
- Spekulumeinstellung: Inspektion der Vagina und der Zervix auf Risse etc.
- Untersuchung des Sphincter ani (Tonus o. B.?, Einrisse?)
- Exakte operative Versorgung von Verletzungen (Naht von Zervix, Scheiden- und Labienrissen) unter adäquater Schmerztherapie/Anästhesie und Assistenz: „Gute Analgesie und optimale Sicht als Garant einer optimalen operativen Versorgung"!

Merke: Nach einer vaginal-operativen Entbindung (Forceps und/oder VE) empfiehlt es sich, in den ersten 24 Lebensstunden des Kindes eine Schädelsonographie durchzuführen (z. B. zum Ausschluss einer Hirnblutung etc.).

Tabelle 6.1 gibt einen summarischen Überblick über die Indikationen und Kontraindikationen für eine vaginal-operative Entbindung.

Voraussetzungen für eine vaginal-opererative Entbindung (Forceps und Vakuumextraktion)
- Beherrschung der operativen Technik
- Korrekte Indikationsstellung
- vor OP-Beginn exakte Befunderhebung wie folgt:
  - MM = vollständig
  - Höhenstand des Kopfes in Beckenmitte (= BM)
  - Haltung und Einstellung des Kindes
  - Blasensprung
  - Ausschluss Kopf-/Beckenmissverhältnis
  - leere Harnblase
  - adäquate Analgesie/Anästhesie

Tab. 6.1: Summarischer Überblick über fetale, maternale und kombinierte Indikationen und Kontraindikationen für eine vaginal-operative Entbindung (Forceps und Vakuumextraktion).

	Indikationen	Kontraindikationen

fetal	• pathologisches CTG
	• pathologische Fetal-
	blutanalyse
		Hinterhauptseinstellung:
		• Höhenstand der Leitstelle
		  > 0
		• Höhenstand der Leitstelle
		  > +2 und quere Pfeilnaht

maternal	• Mütterliche Erschöpfung • Kardiopulmonale Erkrankungen • Zerebrovaskuläre Erkrankungen	Deflexionshaltungen: • Höhenstand der Leitstelle > +2
kombiniert	• Protrahierte Austrei- bungsperiode („Geburtsstillstand") und/oder Haltungs- anomalien/Einstellungs- anomalien • Schwere Eklampsie	Kopf-Becken-Missverhältnis

Tabelle 6.2 stellt den Vergleich von Vakuumextraktion und Forceps in Bezug auf Komplikationen bei Mutter und Kind dar, sowie auf die Sectio-Rate, die Apgar-Werte und das 5-Jahres-Follow-Up ▶ Tab 6.2.

Fazit: Forceps und Vakuumextraktionen sind sichere Verfahren für eine vaginal-operative Entbindung. Die Auswahl des Instrumentes wird allein durch die Erfahrung des Operateurs in der jeweiligen geburtshilflichen Situation bestimmt.

Tab. 6.2: Vergleich von Vakuumextraktion (VE) und Forceps in Bezug auf Komplikationen bei Mutter und Kind.

VE	Forceps	Keine Unterschiede
Höhere Rate von: • nicht erfolg-reich beende-ter Extraktion • Kephalhäma-tomen • Retinalblutun-gen und Ikterus	Höhere Rate von: • Regional- und All-gemeinanästhesien • Mütterlichen Verletzun-gen: – Scheidenrisse: 25 % bei Forceps vs. 23 % bei VE – Dammrisse III. und IV.: 7,4 % nach For-ceps = signifikant hö-her als bei VE; (Weit-zel und Hopp, 1996; Johanson, 1993) – Okkulte Anals-phincterverletzun-gen: nach Forceps 2-fach höher als nach Spontangeburt (70 % vs. 35 %; Sultan, 1993)	• Sectio-Rate • Apgar-Werte • Langzeit-Follow-Up über 5 Jahre von Mutter und Kind

Literatur:

AWMF-Leitlinie Nr. 015/023 (2007): vaginal-operative Entbindung

Bofill JA, Rust OA, Schorr SJ, Brown RC, Martin RW, Martin JN, Mor-rison JC (1996). A randomized prospective trial of the obstetric for-ceps versus the M-cup vacuum extractor. Am J Obstet Gynecol; 75: 1325–30

Castillo M, Fordham LA(1995). MR of neurologically symptomatic newborns after vacuum extraction delivery. Am J Neuroradiol; 16: 816–818

Dierker LJ, Rosen MG, Thompson K, Lynn P (1986). Midforceps deliv-eries: Long-term Outcome of infants. Am J Obstet Gynecol; 154: 764–68

Drife JO (1996). Choice and instrumental delivery. Br J Obstet Gynaecol; 103: 608–11

Gei AF, Belfort MA (1999). Forceps-assisted vaginal delivery. Obstet Gynecol Clin North Am 26, 345–370

Hankins GDV, Rowe TF (1996). Operative vaginal delivery – Year 2000. Am J Obstet Gynecol; 175: 275–82

Hopp H, Dudenhausen JW, Martius G, Schneider H, Schneider KTM, Ulsenheimer K, Weitzel H (1999). Stellungnahme: Vaginal-operative Entbindung aus Beckenmitte. Deutsche Gesellschaft für Gynäkologie und Geburtshilfe (DGGG). Frauenarzt; 40: 1471–1473

Irvine DS, Haddad NG (1989). Classical versus low-segment transverse incision for preterm caesarean section: maternal complications and Outcome of subsequent pregnancies. Br J Obstet Gynaecol, 96: 371–372

Johanson R, Menon V (2000). Soft versus rigid vacuum extractor cups for assisted vaginal delivery. In: Cochrane Database of Systematic Reviews, Issue 2. Oxford: Update Software

Johanson R, Pusey J, Livera N et al. (1989). North Staffordshire/Wigan assisted delivery trial. Br J Obstet Gynaecol 96, 537–544

Johanson RB (2000) Instrumental vaginal delivery. RCOG Clinical «Green Top» Guideline: London: Royal College of Obstetricians and Gynecologists.

Johanson RB, Menon BKV (2001. Vacuum extraction versus forceps for assisted vaginal delivery. The Cochran Library; 4: 1–7

Johanson RB, Rice C, Doyle M, Arthur J, Anyanwu L, Ibrahim J, Warwick A, Redman CWE, O'Brien PMS (1993). A randomised prospective study comparing the new vacuum extractor policy with forceps delivery. Br J Obstet Gynaecol; 100: 524–30

Liebermann E (2001). Risk factors of uterine rupture during a trial of labor after caesarean. Clin Obstet Gynecol, 44: 609–621

Movat J, Bonnar J (1971) . Abdominal wound dehiscense after caesarean section. Br Med J, 2: 256–257

RCOG Clinical Green Top Guideline (2005). Operative vaginal delivery (26)

Roberts IF, Stone M (1978). Fetal hemorrhage: complication of vacuum extractor after fetal blood sampling. Am J Obstet Gynecol 132, 109

Smaill F, Hofmeyr GJ (2001). Antibiotic prophylaxis for caesarean section. In: the Cochrane library issue 2. Oxford: update Software

Sultan AH, Kamm MA, Hudson CN, Thomas JM, Bartram Cl (1993). Anal-sphincter disruption during vaginal delivery. N Engl J Med; 329: 1905–11

Thiery M (1979). Fetal hemorrhage following blood samplings and use of vacuum extractor. Am J Obstet Gynecol 134, 231

Weitzel HK, Dudenhausen JW, Göschen K, Hickel E-J, Hopp H, Jung W, Künzel W, Martius G, Schmidt W, Schneider H, Ulsenheimer K (1996). Stellungnahme: Vaginal-operative Entbindungen aus Beckenmitte. Deutsche Gesellschaft für Gynäkologie und Geburtshilfe (DGGG). Frauenarzt; 36: 1003–1006

Weitzel HK, Hopp H (1998). Wann steht der Kopf zangengerecht – vakuumgerecht? Gynäkologe; 31: 742–750

Weitzel HK, Hopp H (1996). Zangen- versus Vakuumextraktion: In: Künzel W, Kirschbaum M. Giessener Gynäkologische Fortbildung 1995. Springer, Berlin Heidelberg New York; 219–27

Wilkinson C, Enkin MW (2001). Manual removal of placenta at caesarean section (Cochrane review). In: the Cochrane library issue 2. Oxford: update Software

7 Abdominale Schnittentbindung

7.1 Bestandsaufnahme

Sectioindikationen haben historisch betrachtet einen Wandel durchgemacht:
- von der Geburtshilfe zur Geburtsmedizin
- medizinisch-operative Techniken führten zur Bereicherung und Verbesserung, dann zum Perspektivenwechsel: weg von der mütterlichen Gefährdung hin zum Wohl des Kindes
- Prävention von geburtsassoziierten Langzeitschäden wie Inkontinenz, Sexualstörungen wurden thematisiert
- das Selbstbestimmungsrecht der Schwangeren trat in den Vordergrund

Klinische und ärztliche Faktoren:
- Gefahr der Pathologisierung von schon geringen Normabweichungen (z. B. im CTG, eine Methode mit geringer Spezifität: nur in 15–20 % bestanden Azidosen bei „pathologischem" CTG
- Sinken der Interventionsschwelle
- fetale Gewichtsschätzung per Ultraschall (die Treffsicherheit ist zu ungenau)
- mehr medikamentöse Geburtseinleitungen bewirken eine höhere Wahrscheinlichkeit für eine Sectio
- protrahierte Geburt als Folge einer ungünstigen Interventionskaskade:
  Einleitung → PDA → Wehentropf → mütterliche Erschöpfung → Ungeduld des Geburtshelfers → Sectio!

Merke: Es kommt zu einem stetigen Anstieg der Sectiorate in Deutschland (und auch in anderen Ländern).

7.2 Ursachen

Die Ursachen sind komplex und werden kontrovers und emotional auch in Fachkreisen diskutiert:

- gestiegenes mütterliches Alter bei Geburt des Kindes, d. h. Vorliegen eines höheren Risikopotentials (z. B. Gestosen, GDM),
- organisatorische Aspekte (z. B. primäre Sectio planbar, passt besser in die Kliniksroutine, geht schnell, bindet speziell nachts und an Wochenend-/Feiertagen teures Personal für kürzere Zeit),
- Verlust von handwerklichen Fähigkeiten der Geburtsmediziner (z. B. Leitung einer vaginalen BEL-Geburt, Sectio als sicherere Option),
- gesunkene Sectiorisiken (bessere OP- und Narkosetechniken = „sanfte Sectio", verbesserte Infektionsprophylaxe) dadurch niedrigere Schwelle für die Entscheidung zu einer Sectio,
- zentrale Bedeutung der Forensik: (Schadenssummen > 100.000 € in der Geburtshilfe, wenn eine kindliche Schädigung durch Sectio hätte verhindert werden können); Tendenz: bei Abweichungen vom physiologischen Geburtsverlauf trotz Entscheidungsspielraum medizinisch einzugreifen; es wird Defensivmedizin betrieben,
- ökonomische Aspekte: die einfache Sectio wird mit bis zu 78 % besser bezahlt als eine vaginale Geburt; mehr Sectiones bei: höherem Bildungsniveau, höherem Einkommen und Privatpatientinnen; verschärfter Wettbewerb unter den Kliniken bei sinkender Geburtenzahl,
- veränderte Einstellung der Frauen zur Geburt: Sectio nicht mehr als „Notlösung" bei regelwidrigem Verlauf, sondern als Alternative zur vaginalen Geburt; Wunschsectio: Ärzte als Dienstleister, die man zu einer Indikation nötigen kann,
- zunehmend mehr Reproduktionsmedizin (2 % in der BRD): hierbei höhere Sectiorate als bei spontanen Schwangerschaften,
- vermehrtes Sicherheits- und Kontrollbedürfnis seitens der Eltern; Argumente der Ärzte:
  - man kann sich gegen diesen Wunsch nicht wehren,
  - man stimmt einer Wunschsectio zu,
  - („Eine Indikation lässt sich im Zweifelsfall immer finden!"),

- höherer Anspruch auf Schmerzlinderung: 20 % PDA bei Spontanpartus, 50 % bei vaginal-operativen Entbindungen – Extrem-
variante dessen ist die Wunschsectio!

7.3 Indikationen

- 10 % = absolute Indikationen, wenn das Leben von Mutter
und/oder Kind gefährdet ist; z. B. bei:
  – Querlage
  – Placenta praevia
  – Uterusruptur
  – Nabelschnurvorfall
- 90 % = sorgfältige Risiko-/Nutzenabwägung z. B.
  – bei BEL
  – protrahiertem Verlauf
  – pathologischem CTG
  – V. a. cephalopelvines Missverhältnis
  – Z. n. Sectio

7.3.1 Gründe für eine primäre = elektive Sectio (in 55 %)

Geplante Sectio vor Einsetzen zervixwirksamer Wehen, keine
Notfallmaßnahme
- in 25 % wird die Indikation bereits bei Schwangerschaftsbeginn
gestellt:
  – Z. n. Sectio
  – traumatisches vorhergehendes Geburtserlebnis
  – mütterliche Erkrankungen
  – Angst vor dem Geburtsschmerz
  – „save your love channel"
- in 75 % wird die Entscheidung im 3. Trimenon gestellt:
  – Lageanomalien (BEL, Querlage)
  – V. a. makrosomes Kind
  – Gestosen
  – Diabetes mellitus/GDM

7.3.2 Gründe für eine sekundäre Sectio (45 %)

Die Entscheidung zur Sectio fällt erst sub partu; oft Mehrfachnennungen wie:

- pathologisches CTG
- protrahierter Geburtsverlauf
- regelwidrige Schädellage
- relatives cephalo-pelvines Missverhältnis
- BEL
- Frühgeburt
- AIS
- vorzeitige Lösung
- frustrane Einleitung
- drohende Uterusruptur

Merke: Klinisch versucht man zwischen maternalen und fetalen Indikationen für eine Sectio zu unterscheiden; oftmals handelt es sich jedoch um sogenannte gemischte Indikationen.

▶ Tab. 7.1 stellt den Versuch einer Differenzierung von maternalen, fetalen und gemischten Indikationen dar.

7.3.3 Wunschsectio (= Sectio ohne medizinische Indikation)

Gründe: bessere Planbarkeit, Bequemlichkeit und Schnelligkeit
Die Wunschsectio macht nur 3 % der Gesamtmenge aller Kaiserschnitte aus und hat somit eine untergeordnete Bedeutung!
In einer Stellungnahme der Deutschen Gesellschaft für Gynäkologie und Geburtshilfe e. V. (DGGG) zur Wunschsectio aus dem Jahr 2008 heißt es dazu „[…] ethisch unbedenklich!" und „[…] ‚Nicht jede ärztliche Maßnahme geschieht zu Heilzwecken. Der Arzt führt vielmehr in grundsätzlich zulässiger Weise oft Behandlungen durch, die wie Sterilisationen oder kosmetische Operationen anderen Zielen dienen können.' Die Sectio auf Wunsch ist solchen Eingriffen gleichzustellen, sofern sie nach gehöriger Aufklärung mit wirksamer Einwilligung vollzogen wird und medizinisch jedenfalls nicht kontraindiziert ist."

Tab. 7.1: Maternale, fetale und gemischte Sectioindikationen.

Maternale Indikation	Gemischte Indikation	Fetale Indikation
• schwere mütterliche Erkrankungen (z. B. Herzvitium), bei denen eine vaginale Geburt kontraindiziert ist • Zervix-Carzinom • Z. n. Sectio	• Plazenta praevia • vorzeitige Lösung • cephalo-pelvines Missverhältnis • HELLP-Syndrom • Präeklampsie/ Eklampsie • Amnioninfektionssyndrom	• drohende fetale Hypoxie: pathologisches CTG (idealerweise mittels Mikroblutuntersuchung (MBU) abgeklärt: bei pathologischer MBU Sectio) • Nabelschnurvorfall bei Blasensprung oder Amniotomie • Vorfall kleiner Teile bei hochstehendem Kopf • Lageanomalie (Querlage, BEL) • fetale Fehlbildungen, die eine Spontangeburt ausschließen (z. B. Gastroschisis, Meningomyelocele, Omphalocele) • Mehrlinge (fakultativ, ab Triplets obligat)

Angst als Motivation für den Wunsch nach Sectio = „relative medizinische Indikation" seitens der DGGG.

Indikation zur Durchführung einer Sectio als Präventivmaßnahme laut DGGG:
• Angst um die Sicherheit für das Kind,
• Angst vor Schmerzen und vor organischen Spätschäden (Senkung, Inkontinenz und postpartale Sexualstörungen),
• Als Sectio auf Wunsch definiert die DGGG nur Fälle, in denen ausschließlich die Planbarkeit der Geburt als Grund für die Sectio besteht, d. h., wenn „[…] aus beruflichen oder terminlichen Gründen Zeit und Ort der Entbindung im Voraus fest be-

stimmbar sein soll (z. B. Tag der Jahrtausendwende, Geburt unter einem günstigen Horoskop) oder die Teilnahme des Partners gewünscht wird, der zeitlich nicht frei verfügbar ist […]".

Merke: Im Zweifel lässt sich immer eine Indikation finden: z. B. eine Sectio ist immer mit übermäßiger Angst vor Geburtsschmerzen oder mit einer Zusatzdiagnose begründbar!

Begründungen für einen Wunschkaiserschnitt durch die Arbeitsgemeinschaft Medizinrecht der DGGG:
- „relative Indikationen" wie „weiche" medizinisch-psychologische Gründe, z. B.:
  - Angst vor Schmerzen,
  - organischen Spätschäden,
  - Schädigung des Kindes (insbesondere nach Geburt eigener beeinträchtigter Kinder oder im Bekanntenkreis) als eigenständige Indikationen für eine Sectio.

Merke: Je schwächer die Indikation für eine Sectio, desto umfassender ist die Aufklärungspflicht.

7.3.4 Eilsectio

Zeitnaher Kaiserschnitt aus kindlichen und/oder mütterlichen Gründen unter Einhaltung sämtlicher vorgegebener Prozeduren (Vorbereitung, Hygiene, Anästhesie inklusive Regionalanästhesien (Spinale, Hochspritzen einer PDA).

7.3.5 Notsectio

Sofortiger Kaiserschnitt bei kindlicher und/oder mütterlicher Lebensgefahr unter Weglassen sämtlicher vorgegebener Prozeduren.

7.4 Operationstechniken

7.4.1 Kurzer historischer Abriss zur Sectiotechnik

- 6. Jahrhundert v. Chr., Lex Regia: beinhaltete die Pflicht zur Ausführung einer Schnittentbindung an der Sterbenden oder der Toten.
- 1581, Rousset (Paris): erste Publikation über eine Schnittentbindung an der Lebenden.
- 1610, Jeremias Trautmann (Wittenberg): führte die erste Schnittentbindung in Deutschland durch.
- 1876, Eduardo Porro (▶ Abb. 7.1): routinemäßige supravaginale Uterusexstirpation inklusive Entfernen von Ovarien und Tuben mit extraperitonealer Vernähung des Stumpfes (Grund: Infektionsgefahr!)

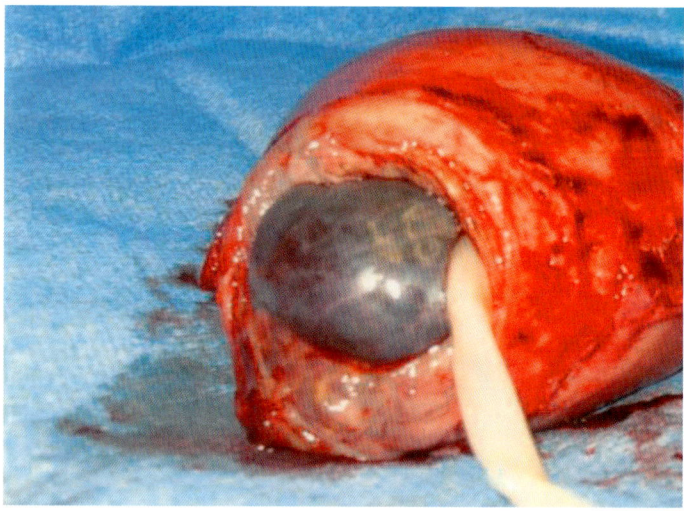

Abb. 7.1: Sectio n. Porro 36-J., III.G./II.P., rechnisch 29 + 0 SSW, IUFT bei ECMO-Therapie seit 22 Tagen und Z. n. H1N1-Infektion, anschließend Superinfektion mit Herpes simplex und Cytomegalie; Mutter 11 Tage später verstorben bei therapieresistenter sekundärer Gerinnungsstörung (UFK Marburg).

- 1880, extraperitoneale Methoden (Physick, Frank): erschwerter Zugang speziell für infizierte Fälle; Nachteile: Blasenverletzungen, Operation erst bei weit geöffnetem Muttermund möglich.
- 1882, Kehrer, 1906, Fritz Frank: Querschnitt im unteren Uterinsegment, dadurch weniger Blutungen durch die vor Ort geringere Kontraktionskraft des Uterus; verbesserte Nahttechnik.
- 1908, Bernhard König: zervikaler Längsschnitt mit weniger Blutungen, Infektionen und Rupturen als beim klassischen Corpus- oder Fundusschnitt.
- 1921, John Martin Munro Kerr, Heinrich Doerfler: noch sicherer Querschnitt im unteren Uterinsegment.
- nach 1945: tiefer Querschnitt mit ein- oder zweireihiger Muskelnaht des Uterus inklusive Serosanaht.
- Suprasymphysärer Querschnitt: zunächst nur Haut und Fettgewebe; bei Pfannenstiel auch die Muskelfaszie, die von der darunterliegenden Rektusmuskulatur gelöst werden muss, später auch der tiefe Uterusquerschnitt mit schichtweisem Bauchwandverschluss: Peritoneum, Muskel mit und ohne Faszie, Fettschicht, Haut (nach Billroth, 1883).
- 1994, Misgav-Ladach: manuelle Erweiterung der Inzision an Faszie und Uterus; einschichtige fortlaufende Uterusnaht.

Merke: Die OP-Mortalität betrug bei den zervikalen Verfahren: 2–4 %; Paradigmenwechsel: Aufheben der Regel „einmal Sectio, immer Sectio oder Verbot weiterer Schwangerschaften"

Drainagen und Blasenkatheter: Bei Sänger und Kehrer waren diese noch obligat; heute sind sie nur noch bei Risikofällen wie bei Blutungsproblemen und Infektionen vorgegeben.

7.4.2 Sectio caesarea intraperitonealis supracervicalis – heute gängigste Operations-Technik (siehe auch ▶ Tabelle 7.2)

Diese beinhaltet die transperitoneale Entwicklung des Kindes durch das eröffnete untere Uterinsegment.

Tab. 7.2: Unterschiedliche operative Techniken bei Sectio – inklusive Indikationen und Komplikationen.

Vorgehen	Indikationen	Komplikationen
1. Extraperitoneal (Extraperitoneales Vorgehen wird heutzutage wegen exzellenter Antibiotikatherapie nicht mehr durchgeführt.) a) paravesikal n. Latzko: Längsschnitt abdominal, extraperitoneales Abpräparieren der Harnblase von links nach rechts, isthmischer Querschnitt oder bei Platzmangel isthmischer Schrägschnitt b) supravesikal nach Waters: Pfannenstielquerschnitt, extraperitoneales Abpräparieren der Harnblase von kranio-caudal oder seitlich und median, uteriner isthmischer Querschnitt ohne Eröffnung der Bauchhöhle	• Kontamination der Peritonealhöhle mit virulenten Keimen aus der Amnionhöhle bei Amnionitis; • bei schwerstkranken Patientinnen mit reduziertem Allgemeinzustand, bei denen eine Peritonitis lebensbedrohlich wäre (Schutz des Peritonealaumes vor Infektionen)	• unbeabsichtiges Eröffnen des Peritoneums (10–20 %) • technisch sehr anspruchsvoller Eingriff • Risiko von Harnblasenverletzungen (3 %), Ureterläsionen (0,25 %), schweren Blutungen (1 %)

Tab. 7.2: Fortsetzung

Vorgehen	Indikationen	Komplikationen
2. isthmischer Längsschnitt am Uterus	• starke Vaskularisation (Venenkonvolute) • diffuse Verwachsungen • nicht ausgebildetes unteres Uterinsegment	erhöhte Rupturrisiken
3. Sectio caesarea intraperitonealis supracervicalis (siehe auch 7.4.2)	Extraperitonealisierung der Uteruswunde (heute gängigste OP-Technik)	
4. corporaler Längsschnitt am Uterus	• vor geplanter Uterusextirpation zur Kindsentwicklung • bei Plazenta praevia mit Einwachsen in die Uteruswand, um die Plazenta in utero zu belassen und eine Therapie mit Methotrexat anzuschließen	hohes Rupturrisiko
5. Schnittentbindung nach Porro: corporaler Längsschnitt zur Kindsentwicklung mit anschließender supravaginaler Uterusamputation (OP-Technik: siehe Gynäkologische Operationslehren) (siehe ▶ Abb. 7.1.)	z. B. schwere mütterliche Gerinnungsstörungen bei IUFT oder lebendem Kind	erhöhte Blutungsgefahr

Tab. 7.2: Fortsetzung

Vorgehen	Indikationen	Komplikationen
6. Sectio mit Totalexstirpation des Uterus – zuvor uteriner Längsschnitt zur Kindesentwicklung	In der Regel Notfallsituationen: Uterusruptur, unstillbare Blutungen infolge von: Atonie, Plazenta praevia, Plazenta accreta/increta/percreta, vorzeitiger Lösung	• intra- und postoperative Blutungen aufgrund der schwangerschaftsbedingten Hyperämie und Durchschneiden von Ligaturen im ödemaösen Gewebe • Verletzungen der Harnblase und der Ureteren (speziell parametran) • Ileus • Peritonitiden • Thromboembolien

Vorgehen in 15° Linksseitenlage (zur Prophylaxe eines V.-cava-Syndroms):

• suprasymphysärer Querschnitt (n. Pfannenstiel)
• Inzision und Spalten des Blasenperitoneums
• Abschieben der Harnblase nach caudal
• 2 cm breiter Querschnitt im unteren Uterinsegment stumpfes Eröffnen der Uterotomie beiderseits nach lateral („fischmaulförmig", speziell bei Frühgeburt)
• Entwicklung von: Kind und Plazenta (3 IE Oxytocin i. v. n. Entwicklung des Kindes; bei Blutung Setzen von Gefäßklemmen)
• Nachcürrettage bei fraglich unvollständiger Plazenta und/oder Eihäuten oder HELLP-Syndrom)
• einschichtige Naht der Uterotomie mit EKN oder fortlaufend
• schichtweiser Verschluss der Bauchwand (Hautnaht intrakutan)

7.4.3 Misgav-Ladach-Methode (Starck 1994) oder optimierte operative Methode oder „sanfte Sectio"

Technik
1. Bauchschnitt:
   a) Querschnitt der Cutis 3 cm unterhalb der Verbindungslinie der beiden Spinae iliaca anteriores superiores entlang der Langerschen Hautlinien;
   b) in der Mitte des Hautschnittes die Subcutis über 3–4 cm quer und tief einschneiden bis zur Faszie;
   c) die Faszie quer unter dem Fettgewebe über 5–6 mm scharf eröffnen und die caudalen und cranialen Ränder stumpf beiderseits kontinuierlich dehnen unter konstantem Zug (Nerven laufen hier segmental; große Blutgefäße und Bauchdeckenmuskeln longitudinal),
   d) Blutungen nur bei zu tiefem Hautschnitt, zu großem Zugangsschnitt zur Faszie, falschem Einsatz der Schere, rücksichtsloser Gewebedehnung,
2. Eröffnen des Peritoneums: parietales Peritoneum durch Dehnung eröffnen,
3. Uterotomie: Plica vesicalis herunterschieben oder oberhalb der peritonealen Umschlagsfalte einen uterinen Querschnitt von 2–3 cm setzen (zur Vermeidung kindlicher Verletzungen), dann stumpfe quere Eröffnung (dadurch: weniger Blutungen, auch postpartal).
4. Entwickeln des Kindes,
5. Plazentalösung: spontan durch sanftes Herausziehen an der Nabelschnur bei gleichzeitigem Fundusdruck; Dilatation des Muttermundes digital oder mit Hegarstiften,
6. Uterusnaht: am aus der Bauchhöhle hervorluxierten Uterus, Vorteil: keine Darmverletzungen, die Inspektion der Ovarien ist einfacher, angeblich treten weniger Blutungen auf (Wahab, 1999); mehrere Nahtroutinen sind möglich: zweischichtig: die 1. fortlaufend, die 2. mit EKN oder umgekehrt; beide fortlaufend einschichtig überwendlig (bevorzugt!), Vorteile: weniger febrile Morbidität und weniger Blutverluste, bessere Heilung (Tischendorf, 1987) Cochrane

Review zu ein- und zweischichtig (Enkin et Wilkinson 2000): kein Unterschied in Bezug auf das Ergebnis der nachfolgenden Schwangerschaften; keine höhere Rate von Uterusrupturen; Sinn der Nähte: verhindern anfangs Blutungen; später liegt das Nahtmaterial frei um das kontrahierte Gewebe,

7. Versorgung des Peritoneums: Offenlassen des parietalen und viszeralen Peritoneums; dieses Vorgehen führt zu signifikant weniger Verwachsungen (Nabhan 2008); in Bezug auf Schmerzen und Fertilität bestehen keine Unterschiede,

8. verbleibendes Blut im Bauch: es sollten nur Koagel entfernen werden, Blut wird rezirkuliert (Harrigell et al. 2003; **Cave:** AIS, hier Sepsisgefahr),

9. Faszie: fortlaufender Verschluss,

10. Hautnaht: Subcutis und Cutis werden mit großen Seidenrückstichnähten nach Donati versorgt, die Subcutis bleibt offen, ggfs. werden zwecks besserer Adaptation für 5 min Ellis-Klemmen zwischen den Nähten angesetzt.

Vorteile der Misgav-Ladach-Technik
Nach Stark hat dieses Verfahren weniger postoperative Morbidität:
- kürzere Geburts- und Operationszeiten
- kürzere Zeit zwischen Hautschnitt und Geburt
- weniger Blutverlust
- weniger Läsionen an Darm und Harnblase
- weniger Schmerzmittelverbrauch
- weniger Nahtgutverbrauch
- keine Drainage
- weniger Wundinfektionen und febrile Morbidität
- schnellere Heilung
- bessere Beweglichkeit der Frauen nach kurzer Zeit und dadurch kürzere Verweildauer
- höhere Kosteneffizienz
- weniger Verwachsungen und Bauchwandhernien

▶ Tab.: 7.2 zeigt die verschiedenen Operationstechniken bei Schnittentbindung und deren Indikationen sowie die wesentlichsten Komplikationen.

7.4.4 Spezielle Besonderheiten

- **Schnittführung bei Laparotomie:**
  - meist Pfannenstiel-Querschnitt
  - Unterbauchlängsschnitt bei Ovarialtumor, großem Myom; Z. n. kosmetisch schlecht versorgtem Längsschnitt
- **Kindesentwicklung:** bei Frühgeburt möglichst unter Erhalt der Fruchtblase (= Glückshaube); bei vorzeitigem Blasensprung möglichst schonend unter „fischmaulartiger Erweiterung der Uterotomie"; nur in Ausnahmefällen T-förmige Erweiterung (= T-Schnitt; z. B. bei früher Frühgeburt mit vorzeitigem Blasensprung und Querlage): hierbei erhöhte Rupturgefahr des Uterus bei Folgeschwangerschaften und deshalb absolute Sectioindikation; weniger Blutungen bei Vorderwand-Plazenta; ein corporaler Längsschnitt speziell bei früher Frühgeburt sollte nur in Ausnahmefällen durchgeführt werden wegen der extrem hohen Rupturgefahr in Folgeschwangerschaften.

Merke: Die uterine Schnittführung wird bei Frühchen oder Pl. praevia im Wesentlichen vom Ultraschallbefund beeinflusst, um den optimalen Zugangsweg festzulegen.

- **Plazenta praevia:** Vermeidung des transplazentaren Vorgehens; Zugang zum Kind möglichst an einer plazentafreien Stelle.

Merke: Speziell bei Plazenta praevia sollte vor der Sectio eine Ultraschalldiagnostik inklusive Farb-Doppler obligat sein (Ausschluss einer Pl. increta/percreta).

- **Vollständig eröffneter MM:** das untere Uterinsegment ist dünn ausgezogen (oft bei Kindern > 4 kg oder protrahiertem Verlauf), Gefahr von Einrissen speziell in die Parametrien, sowie Scheidenverletzungen und Blutungen.

Merke: Bei vollständigem Muttermund sollte deshalb möglichst eine hohe Uterotomie in diesem Bereich durchgeführt werden.

- **Das Auftreten einer Endometritis ist abhängig von:**
  - der Dauer des Blasensprunges
  - der Narkosedauer
  - der Anzahl der vaginalen Untersuchungen

Merke: Ohne Antibiotikaprophylaxe beträgt die Rate an Endometritiden 40 % (Smail und Hofmeyer, 2001).

- **Ausbildungsstand des Operateurs:** In Bezug auf die Komplikationsrate ergibt sich bei einem Verhältnis von weniger als 2,5 Dienstjahre im Vergleich zu einem Facharzt eine Komplikationsrate von 9,6 % versus 3,0 % (Zografos und Schulze, 2008).
- **Forensik:** Das Hauptproblem ist die zu spät indizierte Sectio.
- **Obligate Begleitmaßnahmen:**
  - perioperative Single-Shot-Antibiose (weniger postpartale Infektionen bei elektiver Sectio: bei sekundärer Sectio sogar in mehr als als 50 % der Fälle; signifikant weniger Endometritiden; optimal ist die Applikation vor der Sectio!)
  - Thromboseprophylaxe mit niedermolekularen Heparinen nach 8 h
  - Frühmobilisation nach 3–4 h
  - frühzeitiger Nahrungsaufbau (n. PDA/SPA sofort, n. ITN nach 6 h)
  - Verzicht auf aufwendige Infusions- und Kostaufbauprogramme
  - Dokumentation:
  - lückenlose Dokumentation von der Aufnahme an
  - intrapartal mit Uhrzeit, exakter Diagnosestellung und Therapieanweisung;
  - exakte Beschreibung von Komplikationen
  - Dokumentation des Zustandes des Neonaten (eventuell, wann der Pädiater dazugerufen wurde)

7.5 Einfluss des Geburtsmodus auf weitere Schwangerschaften bei „ Zustand nach Sectio"

Die Gesamtkinderzahl ist bei Z. n. Sectio geringer als bei vaginaler Geburt. Nach einmal Sectio ist die Wahlmöglichkeit bei weiteren Geburten deutlich eingeschränkt (etwa 30 % bei Z. n. Sectio erhalten wieder eine primäre Sectio) (Wacker, 2008).

Bei negativem Geburtserlebnis: Nachfolgend werden weniger Kinder geboren und es bestehen längere Intervalle bis zur Geburt des nächsten Kindes.

Beurteilung der Folgen einer Sectio:

- die Folgen eines Kaiserschnittes werden häufig unterschätzt,
- die Versorgung des Kindes ist nach der Operation erschwert,
- die Bindung zum Kind ist viel stärker, wenn es auf „normalem" Weg geboren wird, als wenn es per Sectio zur Welt kommt.

Fazit der GEK-Kaiserschnittstudie (Lutz et Kolip, 2006): Die Aufklärung über Ablauf und Folgen einer Sectio durch Frauenärzte und Hebammen zeigt deutliche Mängel und damit Verbesserungsbedarf!

7.6 Risiken für das Kind

- Die Sectio als sicherste Entbindungsform für das Kind ist aufgrund der Datenlage nicht eindeutig belegt.
- Bei vaginaler Geburt ist die Gefahr einer Schulterdystokie größer (mittlere Inzidenz = 0,5 % laut DGGG-Leitlinie, 2008); Sauerstoffmangel mit konsekutiver Enzephalopathie und Zerebralparese; Armplexusparese.
- Sectiokinder haben häufiger pulmonale Anpassungsstörungen (z. B. „wet lung") oder Atemnotsyndrome (Verlegung nach Sectio wegen Atemstörung in die NICU); siehe auch ▶ Tab. 7.4.
- bei 1,9 % aller durchgeführten Sectiones kommt es zu Schnittverletzungen des Kindes bei der OP (Smith et al., 1997).
- bei Festlegung des Geburtsdatums per Sectio können Probleme wie Frühgeburtlichkeit durch Fehleinschätzung des Schwangerschaftsalters künstlich erzeugt werden (wenn nicht an Hand des Frühultraschalls in der 10.–12. SSW das Gestationsalter exakt bestimmt wird).

7.7 Mütterliche Risiken

Mütterliche Mortalität: Die Müttersterblichkeit in Deutschland beträgt 8 von 100.000/Jahr in Zusammenhang mit Schwangerschaft und Geburt. In Deutschland stirbt 1 von 12.500 Frauen an den Folgen von Schwangerschaft und Geburt bezogen auf Schwangerschaft, Geburt und Wochenbett (www.dsw-online.de).

Maternale Sectiomortalität: Diese steht im zeitlichen Zusammenhang mit einer Sectio bis zu 42 Tagen danach unabhängig von der Todesursache (Anästhesie, Blutungen, Sepsis, Thromboembolie).

Maternale Sectioletalität: Hierbei besteht ein Kausalzusammenhang zur Sectio innerhalb von 42 Tagen an Komplikationen des Eingriffes oder der zugehörigen Anästhesie zu versterben (eine Frau auf 60.000 Sectiones laut Welsch).

Notsectio (Zofragos 2008):
- 5-fach höheres Risiko als bei einer elektiven Sectio:
  - intraoperative Komplikationen = 15 %
  - postoperative Komplikationen = 7 %

7.7.1 Kaiserschnitt vs. vaginale Geburt: Mortalität, Kurz- und Langzeitmorbidität

Frühmorbidität: ▶ Tabelle 7.3 zeigt die klinischen Befunde, die bei vaginaler Geburt häufiger vorkommen.
- leichte mütterliche Komplikationen durch Geburtsverletzungen wie Scheiden- und Dammrisse.
- Plazentaretentionen
- Harninkontinenz 3 Monate nach Partus
- Stuhlinkontinenz

▶ Tabelle 7.4 zeigt die klinischen Befunde die deutlich häufiger bei Sectio auftreten.
- Wundheilungsstörungen, Fieber (bis 8 %) und Anämie (10–13 %); (bei sekundärer Sectio und Notsectio ist dies noch vermehrt)

Tab. 7.3: Erniedrigtes Risiko von klinischen Befunden bei Sectio im Vergleich zur vaginalen Geburt (modifiziert nach den NICE-Guidelines 2004/2010).

Parameter	Sectio	Vaginale Geburt
Schmerzen im Scheiden-Dammbereich (Schnitt- oder Rissverletzungen)	2 %	5 % (> 2,5-fach)
Harninkontinenz (3 Monate nach OP)	4,5 %	7,3 % (> 1,6-fach)
Stuhlinkontinenz Plazentaretention	0,8 %	1,5 % (> 1,9-fach) > 6-fach

- intraoperative Komplikationen (Darm-, Blasen-, Ureterenverletzungen, Verletzungen größerer Blutgefäße)
- peri- oder postoperative Infektionen

Intraoperative geburtshilfliche Komplikationen: Siehe hierzu nähere Angaben in ▶ Tabelle 7.4.
- ein Sectio-assoziierter intraoperativer Blutverlust > 1000 ml findet sich bei
  - Plazenta praevia,
  - vorzeitiger Plazentalösung,
  - Adipositas,
  - niedrigem oder hohem Geburtsgewicht,
- das Risiko für eine schwere Blutung > 1000 ml ist bei
  - sekundärer (ungeplanter) Sectio und
  - primärer Sectio im Vergleich zur vaginalen Geburt erhöht (insbesondere nach vollständiger Muttermundsöffnung vs. nicht vollständigem Muttermund),
- peripartale Hysterektomien sind bei Sectio häufiger,
- signifikante intraoperative Risikofaktoren für uterozervikale Verletzungen kommen bei
  - tiefem kindlichem Kopf,
  - großem Geburtsgewicht,
  - Fetal Distress und
  - Geburtsstillstand vor,

Tab. 7.4: Erhöhtes Risiko von klinischen Befunden bei Sectio im Vergleich zur vaginalen Geburt (modifiziert n. den NICE-Guidelines 2004/2010).

Erhöhtes Risiko bei Sectio	Sectio	Vaginale Geburt
Wund-/Narbenschmerzen	9 % (> 1,8-fach)	5 %
Peri- und postoperative Infektionen, Wundheilungsstörungen (z. B. Endometritis, Harnwegsinfekte)	5–10 % (> 2-fach)	4,9 %
Blutverlust > 1000 ml (sekundäre Sectio)	(> 2–3-fach)	
Blasenläsion	0,3 % (> 100-fach)	0,003 %
Harnleiterläsion	0,03 % (> 30-fach)	0,001 %
Folgeeingriffe: z. B.		
Abrasio	0,5 % (>16-fach)	0,03 %
Hysterektomie	0,8 % (> 40-fach)	0,02 %
Verlegung auf Intensivstation	0,9 % (> 9-fach)	0,1 %
Thrombosen/ Embolien	0,6 % (> 10-fach)	0,06 %
Kliniksaufenthalt	5–7 Tage (> 2-fach)	2–5 Tage
Wiederaufnahme in die Klinik	5.3 % (> 2,4-fach)	2,2 %
Keine weiteren Kinder mehr	42 % (> 1,5-fach)	29 %
Plazenta praevia in der Folge	0,4–0,8 % (> 2-fach)	0,2–0,5 %
Uterusrupturen in der Folge	0,4 % (> 40-fach)	0,01 %
vermehrt IUFT	0,4 % (> 2-fach)	0,2 %
Pulmonale Anpassungsstörungen des Neonaten	3,5 % (> 7-fach)	0,5 %

- Harnblasenverletzungen sind vermehrt – insbesondere bei
  - eiliger Sectio, wenn bereits Wehen vorhanden waren,
  - bei älteren und schwereren Frauen und
  - bei Z. n. Sectio,
- Verletzungen der Uretheren treten vermehrt auf.

Merke: Häufigste intraoperative sectiobedingte Komplikationen sind: Blutungen und Harnblasenverletzungen.

Anästhesiologische Komplikationen:
• Zwischenfälle bei ITN,
• neurologische Zwischenfälle bei PDA (Kopfschmerzen, Dura-punktion, Punktion einer Epiduralvene, subdurale Blutung, Um-schalten auf ITN, Toxizität des Anästhetikums),
• ITN: Aspiration (Risiko der Aspirationspneumonie); Fehlintuba-tion = 1:250–280, außerhalb der Geburtshilfe: 1:2.230 (Sam-soon 1987).

Merke: Das Risiko nach ungeplanter (= sekundärer Sectio) ist 4-fach höher als nach geplanter Sectio; bei Sectio ist das Risiko primär 3-fach höher als bei Spontanpartus.

Postoperative geburtshilfliche Komplikationen: Siehe hierzu nä-here Angaben in ▶ Tabelle 7.4
1. Frühkomplikationen (Zografos 2008):
   a) Ileus und Subileus < 0,5 % durch Adhäsionen
   b) Darmläsionen 0,1 %
   c) Wunddehiszenzen
   d) Endometritiden (1 % schwere, 5–10 % mittelschwere Infek-tionen, ohne Antibiotikaprophylaxe bis zu 40 %)
   e) Thromboembolien 0,6 %
   f) Harnwegsinfektionen
   g) Verlegung auf eine Intensivstation
2. Spätkomplikationen (Zofragos 2008):
   a) Fistelbildung (vesico-vaginal, vesico-uterin, uretero-uterin in 0,13 %):
      – gehäuft bei Z. n. Sectio
      – Notsectio (Spontanheilung in 5 %)
   b) Uterusruptur: abhängig von der Schnittführung (Lieber-mann, 2001)
      – quere isthmische Uterotomie (0,2–0,9 %)

 – tiefer Querschnitt (0,5–1,0 %)
 – corporaler Längsschnitt, T-Schnitt (4,0–9,0 %)
c) Plazenta praevia: Das ist die Hauptgefahr bei Z. n. Sectio; oftmals ist die Plazenta praevia mit einer Plazenta increta kombiniert; bei Lokalisation im Bereich der alten Sectionarbe in 40 % bei Z. n. mehr als zwei Sectiones; Inzidenz am nicht voroperierten Uterus = 0,3 %:
 – Z. n. einer Sectio = 0,8 % (Faktor 1,5)
 – Z. n. zwei Sectiones = 2,0 %
 – Z. n. mehr als drei Sectiones = 4,2 %

▶ Tabelle 7.5 zeigt klinische Befunde im Vergleich von Sectio versus Vaginalgeburt, die bei beiden Entbindungsmodi in gleichem Maße vorkommen.

Merke: Spätkomplikationen bei Zustand nach Sectio sind kaum verhinderbar!

Tab. 7.5: Kein Unterschied bei klinischen Befunden bei Sectio im Vergleich zur vaginalen Geburt (modifiziert nach den NICE-Guidelines 2004/2010).

Parameter	Sectio	Vaginale Geburt
Blutverlust > 1.000 ml (primäre Sectio)	0,5 %	0,5 %
Genitale Verletzungen (Uterus, Zervix)	0,6 %	0,8 %
Gebärmutter/Scheidensenkung	5 %	5 %
Rückenschmerzen	11,3 %	12,2 %
Postnatale Depression	10,1 %	10,8 %
Dyspareunie	17,0 %	18,7 %
Neonatale Morbidität (außer BEL)	0,1 %	0,1 %
Kindliche Hirnblutungen	0,008–0,04 %	0.01–0.03 %
Armplexusparese	0,05 %	0,05 %
Cerebralparese	0,02 %	0,02 %

Komplikationen aus Sicht der per-Sectio-Entbundenen:
- Nachteil: fehlendes Geburtserlebnis, „Mutter 2. Klasse" (die Geburt als sehr stark emotional besetztes Ereignis),
- gestörter Mutter-Kind-Kontakt („Bonding" zum Kind ist viel stärker, wenn es auf normalem Wege auf die Welt kommt"), selten bei Sectio: enges Zusammensein mit dem Neugeborenen kurz nach der Geburt möglich,
- längere Rekonvaleszenz: nur eingeschränkte Versorgung des Kindes möglich,
- Stillen: Mütter nach Sectio stillen seltener und weniger lange; der Milcheinschuss ist durchschnittlich später als nach vaginaler Geburt; es bestehen häufig schmerzbedingte Einschränkungen bei der Wahl der Stillposition (Dimatteo, 1997).

7.8 Postoperative Überwachung nach Sectio

Eine Sectio verläuft meistens problemlos; wenngleich sie intra- und postoperativ ein erhebliches maternales Gefährdungspotential beinhaltet.

Folgende Grundsätze sind zwischen Anästhesie und Geburtshilfe bindend (siehe auch AWMF-Leitlinie Nr. 15/056, 2007: Postoperative Überwachung von Kaiserschnittpatientinnen):
- lückenlose intensive Überwachung der Vitalfunktionen (nach einer Regional- und/oder Allgemeinanästhesie ist die Patientin potentiell noch über Stunden durch diese Maßnahmen akut gefährdet;
- ständige Präsenz des Pflegepersonals, das in der Lage ist, die Gefährdung von Vitalfunktionen zuverlässig und rechtzeitig zu erkennen (Zuwiderhandlung bedeutet Organisationsverschulden!);
- die Patientin verbleibt solange im Aufwachraum oder einer Intermediate Intensive Care Unit (IMC) bis sie aus der Narkose erwacht ist, ihre Schutzreflexe voll vorhanden sind und ihre Vitalfunktionen voraussichtlich nicht mehr durch unmittelbare Komplikationen beeinträchtigt werden;
- Anästhesist und Geburtshelfer müssen bei Komplikationen sofort zwecks Therapie hinzuziehbar sein und tragen die Verant-

wortung für ordnungsgemäße Unterweisung und Beaufsichtigung des jeweils unterstellten Fachpersonales (Die Zusammenarbeit erfolgt nach dem Vertrauensgrundsatz gemäß erforderlicher Qualifikation und Sorgfalt);

- Minimalanforderung an die apparative Ausstattung: EKG-Monitor, unblutige Blutdruckmessung, Sauerstoffzufuhr, Pulsoxymetrie, Absaugung müssen stets vorhanden sein; im Bedarfsfall schnell verfügbar sollten sein: Temperaturmessung, Defibrillator, Notfallmedikation und Instrumentarium, manuelle Beatmungsmöglichkeit; Notrufsystem (z. B. roter Funker).

7.9 Risk-Management bei Zustand nach Sectio

- US-Diagnostik: Plazentasitz, besonders bei Z. n. Sectio; bei nachgewiesener Pl. praevia oder tiefem Sitz Abklärung mittels Farbdoppler in Bezug auf eine Placenta acreta/ Placenta increta/ Placenta percreta und/oder intrazervikaler Plazentalokalisation („Lakunen", fehlende Abgrenzung zwischen Plazenta und Myometrium),
- nach Diagnosestellung Vorstellung in einer adäquaten Entbindungsklinik (möglichst bis zur 30. SSW) zur ausführlichen Beratung und Festlegung des geplanten Entbindungsmodus,
- Aufklärung der Patientin über erhöhtes Blutungsrisiko, indizierter Re-Sectio und gegebenenfalls. notwendige medikamentöse, chirurgische, radiologische Maßnahmen inklusive einer Hysterektomie.

7.10 Evidenzbasierte Aussagen zur Sectio

- Pfannenstielquerschnitt vs. medianer Unterbauchlängsschnitt (Movat, EL III): Wunddehiszenz = 0,37 : 2,94 %
- quere tiefe Uterusinzision = weniger maternale Morbidität (Irvine, EL III)
- höherer Blutverlust bei manueller Lösung (Wilkinson, EL Ia)
- peripartale Antibiotikaprophylaxe reduziert die maternale Morbidität (Smaill, EL Ia): vor allem bei sekundären Sectiones gibt

es weniger postpartale Infektionen; dieser Effekt ist geringer aus-geprägt bei elektiver Sectio (grundsätzlich kommt es zu signifi-kant weniger Endometritiden)

Literatur:

Ahmend B, Abu Nahia F, Abushama M (2005). Routine cervical dila-tation during elective cesarean section and its influence on mater-nal morbidity: a randomized controlled study. J Perinat Med 33: 510–513

AWMF-Leitlinie Nr. 015/056 (2007): Postoperative Überwachung von Kaiserschnittpatientinnen

Bergmann RL, Kamtsiuris P, Bergmann KE, Huber M, Dudenhausen JW (2000): Kompetente Elternschaft: Erwartungen von jungen Eltern an die Beratung in der Schwangerschaft und an die Entbindung. Z Geburtsh Neonatol; 204: 60–67

Bockenheimer-Lucius G (2002): Zwischen „natürlicher Geburt" und „Wunschsectio" – Zum Problem der Selbstbestimmtheit in der Ge-burtshilfe. Ethik Med.; 14:186–200

Buchsbaum GM, Duecy EE, Kerr LA, Huang LS, Guzik DS (2005): Ur-inary Incontinence in nulliparous women and their parous sisters. Obstet Gynecol; 106: 1253–1258

Byrd JE, Hyde JS, De Lamater JD, Plant EA (1998). Sexuality during pregnancy and the year postpartum. J Fam Pract; 47(4): 305–308

De Gregorio G, Hillmans HG, Quass L, Mentzel J (1998): Spätmorbi-dität nach Kaiserschnitt – ein vernachlässigter Faktor? Geburtshilfe Frauenheilk; 48: 16–19

DGGG-Leitlinien (2008): Empfehlungen zur Schulterdystokie-Erken-nung, Prävention und Management Nr. 015–024. http://www.dggg.de/leitlinien/4.html

DGGG-Stellungnahme (2008): Stellungnahme zu absoluten und rela-tiven Indikationen zur Sectio caesarea und zur Frage der sogenann-ten Sectio auf Wunsch. Nr. 015–054 http://www.dggg.de/leitlinien/4.html

DiMatteo MR, Morton SC, Lepper HS, Damush TM, Carney MF, Pear-son M, Kahn KL (1996): Cearean Childbirth and psychosocial Out-comes: a metaanalysis. Health Psychol; 5(4): 303–314

Dulon M, Kersting M (2001): Erfassung der Situation des Stillverhal-tens in der Bundesrepublik Deutschland: die SuSe-Studie. For-schungsbericht vom 05.01.2001, http://www.bmg.bund.de

Durik AM, Shibley-Hyde J, Clark R (2000): Sequelae of cesarean and vaginal deliveries: psychosocial Outcomes for mothers and infants. Dev Psychol; 36(2): 251–260

Enkin MW, Wilkinson C (2000). Single versus two layer suturing for closing the uterine incision at caesarean section. Cochrane Database Syst Rev 2: CD000192.

Fabian HM, Radestad IJ, Waldenström U (2005): Childbirth and parenthood education classes in Sweden. Women's opinion and possible Outcomes. Acta Obstet Gynecol Scand; 84(5): 436–443

Faridi A, Williis S, Schumpelick V, Rath W (2002): Anale Inkontinenz nach vaginaler Geburt. Deutsches Ärzteblatt; 99: 42–48

Gagnon AJ (2000): Individual or group anthenatal education for childbirth/parenthood. Cochrane Database Syst Rev; (4): CD002869

Geissbühler V, Zimmermann K, Eberhard J (2005): Geburtsängste in der Schwangerschaft – Frauenfelder Geburtenstudie. Geburtsh Frauenheilk; 65: 873–880

Gottvall K, Waldenström U (2002): Does a traumatic birth experience have an impact on future reproduction? Br J Obstet Gynecol; 109 (3): 245–260

Graham WJ, Hundley V, McCheyne AL, Hall MH, Gurney E, Milne J (1999): An investigation of women's involvement in the decision to deliver by caesarean section. Br J Obstet Gynecol; 106: 213–220

Harrigill KM, Miller HS, Haynes DE (2003). The effect of intraabdominal irrigation at cesarean delivery on maternal morbidity: a randomized trial. Obstet Gynecol 101: 80–85

Hall M, Campbell DM, Fraser C, Lemon J (1989): Mode of delivery and future fertility.Br J Obstet Gynecol; 96: 1297–1303

Hellmers C, Schmücking BA (2005): Gewünschter und erlebter Geburtsmodus von Erstgebärenden. Die Hebamme; 18: 79–82

Hodnett ED, Gates S, Hofmeyr GJ, Sakala C (2003): Continous support for women during childbirth. Cochrane Database Systematic Review 2003; 3: CD003766

Irvine DS, Haddad NG Classical versus low-segment transverse incision for preterm caesarean section: maternal complications and Outcome of subsequent pregnancies. Br J Obstet Gynaecol (1989); 96: 371–372

Jolly J, Walker J, Bhabra K (1999): Subsequent obstetric performance related to primary mode of delivery. BJOG; 106: 227–232

Liebermann E, Risk factors of uterine rupture during a trial of labor after caesarean. Clin Obstet Gynecol (2001); 44: 609–621

Mollison J, Porter M, Campbell D, Bhattacharya S (2005): Primary mode of delivery and subsequent pregnancy. BJOG 5; 122: 1061–1065

Movat J, Bonnar J. Abdominal wound dehiscense after caesarean section. Br Med J (1971), 2: 256–257

Nabhan AF (2008). Long-term Outcomes of two different surgical techniques for 25 caesarean. Int J Gynaecol Obstet 100: 69–75

NICE-Guidelines: Caesarean section: Full guidelines, April 2004, Februar 2011. http://www.nice.org.uk

Roberts S, Maccato M, Faro S, Pinell P (1993): The microbiology of postcesarean morbidity. Obstet Gynecol; 81: 383–386

Rortveit G, Daltveit AK, Hannestad YS, Hunskaar S (2003a): Norwegian EPINCONT study. Urinary incontinence after vaginal delivery or cesarean section. N Engl J Med; 348: 900–907

Rortveit G, Daltveit AK, Hannestad YS, Hunskaar S (2003b): Vaginal delivery parameters and urinary incontinence: the Norwegian EPINCONT study. Am J Obstet Gynecol; 198(5): 1268–1274

Samsson GL, Young, R (1987); Difficult tracheal intubation: a retrospective study. Anaesthesia; 42: 487–490

Schmutzler RK, Herlyn-Eiger M, Rhiem K, Bücker-Nott H, Roemer VM (2003): Einstellung deutscher Gynäkologen und Gynäkologinnen zur Wunschsectio, Ergebnisse einer Befragung. Frauenarzt; 44: 632–636

Schneider I (2003): Gesundheit und Selbstbestimmung aus frauenpolitischer Perspektive: In: Schükung, B. (Hrsg.) Selbstbestimmung der Frau in Gynäkologie und Geburtshilfe. Göttingen: V&R unipress GmbH

Schneider KTM, Schelling M, Gnirs J, Lack N (2001): Wunschsectio und Morbiditätsrisiken bei Mutter und Kind. In Huch A, Chaoui R, Huch R; (Hrsg): Sectio caesarea (S. 118–121), UNI-MED Verlag AG, Bremen

Shevell T, Malone FD, Vidaver J, Porter TF, Luthy DA, Comstock CH, Hankings GD, Eddleman K, Dolan S, Dugoff L, Craigo S, Timor IE, Carr SR, Wolfe HM, Bianchi DW, D'Alton ME (2005). Assisted reproductive technology and pregnancy Outcome. Obstet Gynecol; 106(5): 1039–1045

Smaill F, Hofmeyr GJ. Antibiotic prophylaxis for caesarean section. In: the Cochrane library issue 2: Oxford: update Software (2001)

Smith JF, Hernandez C, Wax JR (1997): Fetal laceration injury at cesarean delivery. Obstet Gynecol; 90: 355–5

Tischendorf D (1987). The single-layer uterine suture in cesarean section. A comparative study. Geburtshilfe Frauenheilkd 47: 117–120

Wahab MA, Karantzis P, Eccersley PS, Russell IF, Thompson JW, Lindow SW (1999). A randomized, controlled study of uterine exteriorisation and repair at caesarean section. Br J Obstet Gynaecol 106: 913–916

Waldenström U, Hildingsson I, Rubertsson C, Radestad I (2004): A negative birth experience: prevalence and risk factors in a national sample. Birth; 31(1): 17–27

Wilkinson C, Enkin MW, Manual removal of placenta at caesarean section. (Cochrane review) In: the Cochrane library issue 2. Oxford: update Software (2001

Zografos GC, Schulze S (2008). Chirurgische Komplikationen. In: Der Kaiserschnitt, Hrsg. M. Stark; Elsevier, Urban und Fischer Verlag: 208–232

Wacker J (2008). Re-Sectio. In: Der Kaiserschnitt, Hrsg. M. Stark; Elsevier, Urban und Fischer Verlag: 180–187

Samsoon GI, Young JR (1997). Difficult tracheal intubation: a retrospective study. Anaesthesia; 42: 487–490

8 Operative Eingriffe in der Nachgeburtsperiode

8.1 Aktive Leitung der Nachgeburtsperiode

Merke: Grundsätzlich muss die aktive Leitung der Nachgeburtsperiode empfohlen werden.

Vorteile:
- Verminderung des Blutverlustes um 40–60 % (Brezinka, 2004) bei postpartalen Blutungen,
- signifikante Reduktion von schweren postpartalen Blutungen, Anämie und Transfusionsbedarf (Prendiville, 2003).

Vorgehen:
- das aktive Management beinhaltet 3 IE Oxytocin i. v. binnen einer Minute nach Geburt des Kindes,
- schnelles Abklemmen der Nabelschnur und behutsame cordtraction während der kontrahierte Fundus uteri zurückgehalten wird.

Nach 30 min erfolgt ein aktives Vorgehen betreffs Plazentalösung, auch wenn es nicht sichtbar blutet. Die routinemäßige Oxytocingabe nach Abnabelung verkürzt die Plazentarperiode und verstärkt die Muskelkontraktion.

Methylergometrin (Methergin®) hat eine bessere Effektivität (½ Ampulle i. v. entspricht der in Deutschland zugelassenen maximalen Dosierung);

Cave: gehäuftes Auftreten von Hypertonien, Übelkeit, Erbrechen und Kopfschmerzen speziell bei internistisch vorbelasteten Patientinnen.

Nach Geburt des Kindes und der vollständigen Plazentageburt sollte bei glattem Verlauf die frisch entbundene Patientin für 2 h im Kreißsaal nach Fritsch gelagert werden (▶ Abb. 8.1).

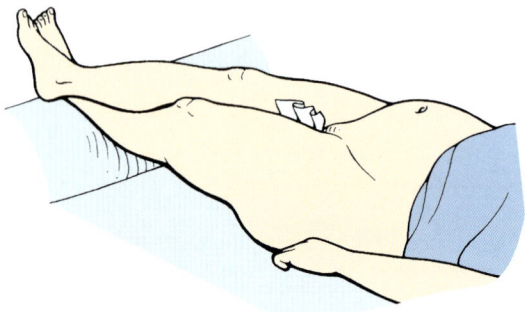

Abb. 8.1: Lagerung nach Fritsch (aus Dudenhausen: Praktische Geburtshilfe. Walter de Gruyter Berlin, Boston, 21. Auflage, 2011).

Merke: Das oberste Gebot der Nachgeburtsperiode lautet:
– Vermeidung von größeren Blutverlusten mit der Folge von posthämorrhagischem Schock mit tödlichem Ausgang
– Entwickeln eines Nierenversagens im Schock
– Vermeidung von Infektionen mit septischem Verlauf

8.2 Verstärkte Lösungsblutung

Bezüglich der speziellen Behandlung der schweren postpartalen Blutungen sei auf das Buch: Maritta Kühnert, Notfallsituationen in der Geburtshilfe, 2009, Verlag Walther de Gruyter Berlin, New York verwiesen.

In diesem Kapitel soll sich auf die verstärkte Lösungsblutung beschränkt werden.

8.2.1 Definition

Darunter versteht man einen Blutverlust von > 400 ml ohne Verabreichung von Kontraktionsmitteln.

8.2.2 Vorzuhaltende Logistik bei geburtshilflichen Notfällen

- großlumiger Venenzugang bei Komplikationen aller Art
- Bereitstellen von Uterotonika (Oxytocin, Methergin®), Prostaglandinen (z. B. Sulproston: Nalador)
- Logistik prüfen betreffs: Verfügbarkeit eines Notfall-Labors (Blutbild, BGA, aPTT, Quick bzw. INR, AT, Fibrinogen, evtl. Thrombelastogramm (TEG)
- Anästhesist in Bereitschaft (im Haus)
- erfahrener Geburtshelfer (im Haus)
- Blutbank verfügbar: Durchführung der Kreuzprobe, zeitnahe Beschaffung von Erythrozytenkonzentraten und Frischplasma
- Verfügbarkeit von Gerinnungsfaktoren (Fibrinogen, rFVIIa, (NovoSeven®), Antifibrinolytika)

8.2.3 Therapie

1. mechanisch-physikalisch:
   a) Entleeren der Harnblase
   b) Eisblase auf den Uterus
   c) Credé-Handgriff (▶ Abb. 8.2)

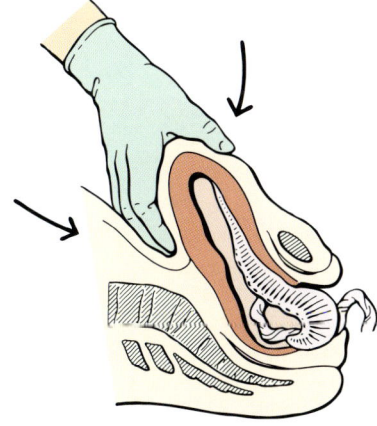

Abb. 8.2: Credé-Handgriff (aus Dudenhausen: Praktische Geburtshilfe. Walter de Gruyter Berlin, Boston, 21. Auflage, 2011).

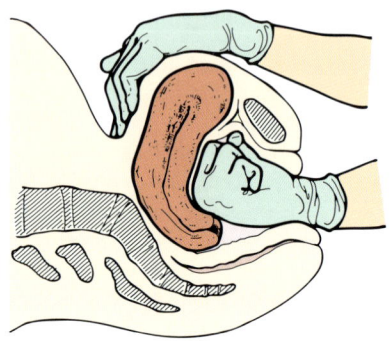

Abb. 8.3: Hamilton-Handgriff (aus Dudenhausen: Praktische Geburtshilfe. Walter de Gruyter Berlin, Boston, 21. Auflage, 2011).

   d) Hamilton-Handgriff (▶ Abb. 8.3)
   e) Halten des Uterus (▶ Abb. 8.4)
   f) Aortenkompression (▶ Abb. 8.5)
2. medikamentös:

Merke: Uterotonikagabe sollte nach festem, für Hebammen/Geburtshelfer zugänglichem Applikationsschema (Klinikleitfaden, Notfallschema) erfolgen.

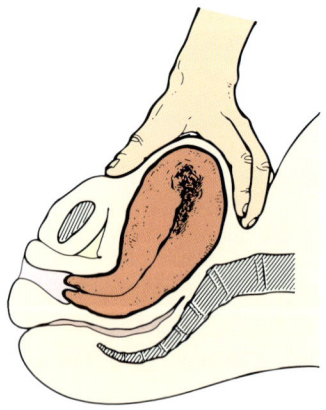

Abb. 8.4: Halten des Uterus (aus Dudenhausen: Praktische Geburtshilfe. Walter de Gruyter Berlin, Boston, 21. Auflage, 2011).

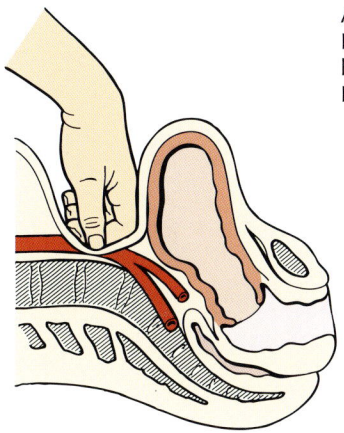

Abb. 8.5: Aortenkompression (aus Dudenhausen: Praktische Geburtshilfe. Walter de Gruyter Berlin, Boston, 21. Auflage, 2011).

a) **Oxytocin i. v. (first line-Präparat zur Uterustonisierung):** 3 IE als Bolus unverdünnt, dann 20–40 IE in 500 ml Infusion (Ringer-Laktat-Lösung); Wirkungseintritt nach i. v.-Gabe innerhalb von 1 min, bei i. m.-Gabe (maximal 10 IE) nach 3–5 min. Minimale effektive Dosis von Oxytocin i. v. (ED90): 0,35 IE Halbwertszeit: 4–10 min

b) **Methylergometrin (Methergin®):** 0,2–0,5 mg i. m. oder i. v.; 1 Ampulle (1 ml) enthält 0,2 mg. In Deutschland zugelassen als langsame i. v. Gabe bis zu 0,1 mg (eine halbe Ampulle) bei verstärkter postpartaler Blutung (maximale i. v. Dosis).

c) **Bei Versagen von Oxytocin unverzüglich:** Prostaglandine systemisch PGE2-Derivat (Erhaltungsdosis 1,7 ml/min, Tagesmaximaldosis 1500 µg!): Sulproston (Nalador®) i. v. 1,7–8,3 mg/min binnen 30–120 min) nicht in Kombination mit Orasthin; darf nicht intrazervikal oder intramyometrial injiziert werden (deletär bei sich potenzierendem kardiovaskulärem Nebenwirkungsprofil). Prostaglandine lokal: Nalador® getränkte Tamponade.

d) **Bei Versagen der intravenösen Prostaglandinapplikation:** Pabal® (Carbetocin): nach Plazentalösung 100 mg Pabal® i. v. Zugelassene Indikation: Atonie-Prophylaxe bei Sectio

Cave: Kein zeitgleicher Einsatz von Pabal® und Oxytocin (ähnliches gilt auch für Methergin und Prostaglandine), da Pabal® und Oxytocin an dieselben Rezeptoren binden und sich daher ihre Wirkung bezüglich der Ausbildung einer Hypertonie kumuliert.

Merke: Kommt es nach Anwendung von Pabal® erneut zu einer starken Blutung, dann können nach 60 min alle zugelassenen Uterotonika angewendet werden; Cave: Bei Migräne, Asthma und kardiovaskulären Erkrankungen, bei denen eine schnelle Erhöhung des extrazellulären Wassers den überlasteten Organismus gefährden kann.

Stufenverfahren der einzelnen Prozeduren:
1. **Credé-Handgriff** (▶ Abb. 8.2): Er dient der Expression der noch nicht gelösten Plazenta und sollte nur am kontrahierten Uterus durchgeführt werden (Cave: Gefahr der Inversio uteri und von Gewebsläsionen beim wehenfreien Uterus). Der Credé-Handgriff kann ohne und mit Narkose durchgeführt werden. Gelingt die Expression der Plazenta auf diese Weise nicht, dann muss eine manuelle Plazentalösung vorgenommen werden. Diese erfolgt immer in einer Regional- oder Allgemeinanästhesie.
   a) Technik: Die äußere Hand fasst den Uterus im Credé-Handgriff und drückt ihn nach unten in das Becken.

Merke: Die äußere Hand muss die größere Kraft aufbringen! Die innere Hand geht nach Desinfektion der Vulva mit konusförmig gehaltenen Fingern in die Vagina ein und von dort über den Muttermund in das Cavum uteri. Die Nabelschnur dient der Orientierung bei Aufsuchen des abgelösten Randes der Plazenta: es wird mit der flachen Hand kleinfingerseits zwischen Plazenta und Uterus eingegangen in der sogenannten „richtigen Schicht" und die Plazenta vorsichtig abgelöst (▶ Abb. 8.6). Anschließend wird die Plazenta nach außen befördert und die Haftfläche von der inneren Hand auf Reste hin abgetastet.

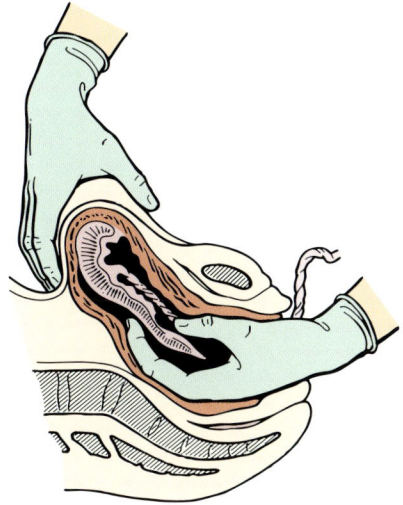

Abb. 8.6: Manuelle Plazentalösung (aus Dudenhausen: Praktische Geburtshilfe. Walter de Gruyter Berlin, Boston, 21. Auflage, 2011).

2. **Nachtastung:** Die Nachtastung entspricht der Revision der Gebärmutterhöhle nach Ausstoßung der Plazenta.
   a) Indikation: Unvollständige Plazenta. Erscheint der Uterus danach noch nicht als entleert, dann muss mit der stumpfen Bumm'schen Kürette abradiert werden.
   b) Komplikationen bei der manuellen Lösung:
      – Plazenta incarcerata: der innere Muttermund ist krampfartig geschlossen und verhindert ein Eindringen in das Cavum uteri; durch eine Allgemeinnarkose ist dieser Spasmus zu lösen und die Plazenta zu gewinnen.
      – Plazenta accreta, increta und percreta: Das Vorgehen ist medikamentös und chirurgisch wie bei schwerer Atonie (siehe: Maritta Kühnert, Notfallsituationen in der Geburtshilfe, Verlag Walther de Gruyter, Berlin, New York, 2009).

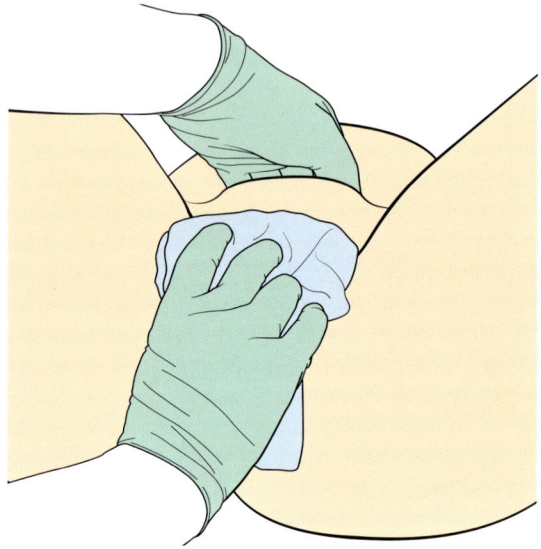

Abb. 8.7: Handgriff nach Fritsch, der Uterus wird bimanuell vom Fundus und der Vulva komprimiert.

Handgriff nach Fritsch: Wenn es nach Entleerung des Uterus weiterblutet, dann kann zur Überbrückung der Handgriff nach Fritsch durchgeführt werden bis weitere Diagnostik und Therapie verfügbar sind. Bimanuelle Kompression des Uterus (▶ Abb. 8.7): Die obere Hand drückt den Fundus uteri tief in das Becken hinein, die andere Hand komprimiert mittels eines sterilen Tuches die Vulva nach cranial.

Handgriff nach Zweifel: Die obere Hand drückt den Fundus in das Becken, die untere Hand geht in die Vagina ein, fasst die Portio mit der Hand und drückt sie funduswärts der oberen Hand entgegen (▶ Abb. 8.8).

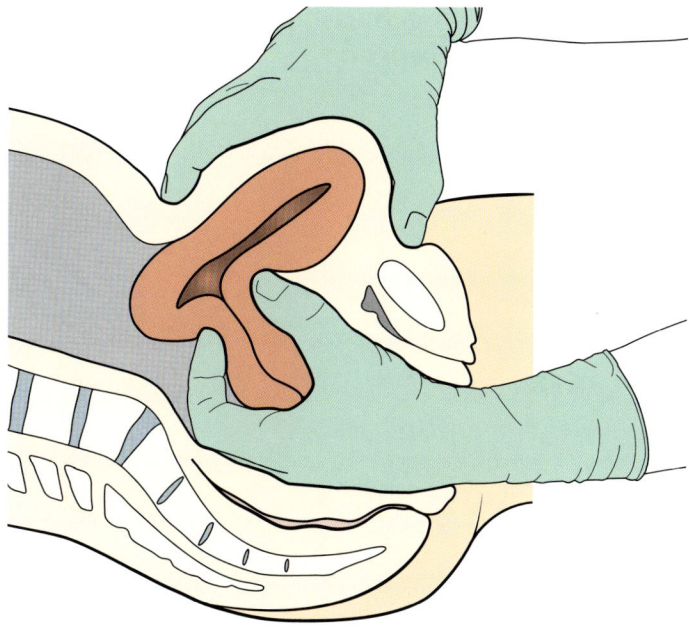

Abb. 8.8: Handgriff nach Zweifel.

Literatur:

Martius H (1971). Geburtshilfliche Operationen. Thieme Verlag, Stuttgart.

Dudenhausen JW (2008). Praktische Geburtshilfe. Walther de Gruyter, Berlin, New York.

Brenzinka C (2004). Pathologie der Plazentaperiode. In: Schneider H, Husslein P, Schneider KTM (Hrsg) Geburtshilfe, 2. Aufl. pp 853–867, Springer, Berlin.

Prendiville WJ, Elbourne D, McDonald S (2000). Active versus expectant management in the third stage of labour. Cochrane Databas Syst Rev Issue 3. Art. No.: CD 000007.

9 Versorgung von geburtshilflichen Weichteilverletzungen

9.1 Zervixrisse

9.1.1 Inzidenz

Zervixverletzungen (Risse) kommen in 1 % vor.

9.1.2 Ursachen

In der Regel ist ein zu frühes Mitpressen der Grund für die Entstehung eines Zervixrisses; auch bei Vakuumextraktion können Zervixrisse vorkommen, speziell, wenn der Muttermund nicht vollständig eröffnet ist.

9.1.3 Therapie

Eine Versorgung durch Naht muss nur bei starker Blutung erfolgen.

9.1.4 Technik

Voraussetzung ist eine exakte Darstellung des Wundgebietes bei Speculumeinstellung:
- der oberste Wundwinkel muss dargestellt werden; hierbei werden beide Wundränder mit geraden Klemmen gefasst und die erste Naht oberhalb des Wundwinkels im Gesunden gesetzt (= Blutstillung),
- dann werden die Klemmen sukzessive nach unten versetzt und darüber der Riss per Einzelknopfnähte versorgt.

9.2 Vaginalrisse

9.2.1 Inzidenz

Die Häufigkeit beträgt 2–3 %, wobei bei Forceps eine besondere Gefährdung besteht.

9.2.2 Ursachen

Vaginalrisse entstehen meistens bei vaginal-operativen Entbindungen besonders bei Forceps.

9.2.3 Therapie

Scheidenrisse müssen:
- bei starker Blutung umgehend versorgt werden,
- eine Speculumeinstellung ist dabei eine conditio sine qua,
- Umstechungen von spritzenden Gefäßen müssen erfolgen,
- eine primäre Versorgung des obersten Wundwinkels ist obligat; der erste Stich muss oberhalb des Wundwinkels gesetzt werden (Blutstillung!); die Naht ist entweder per Einzelknopfnaht oder fortlaufend möglich.

9.3 Dammrisse (= posteriore Läsionen)

9.3.1 Definition

Verletzungen von Scheide und Damm:
- Grad 1: Verletzung der Haut von Vagina und Damm
- Grad 2: Verletzung der Haut von Vagina und Damm mit Einrissen des M. bulbocavernosus
- Grad 3: Verletzung der Haut von Vagina und Damm mit Einrissen des M. bulbocavernosus und des M. sphincter ani
- Grad 4: Verletzung der Haut und Vagina und Damm mit Einrissen des M. bulbocavernosus und des M. sphincter ani sowie der Rectumschleimhaut

9.3.2 Inzidenz

- Ohne Episiotomie: Erstgebärenden haben in 50 % der Fälle Dammrisse Grad 1–2, Mehrgebärende in bis zu 60 % der Fälle.
- Mit regelrechter Episiotomie: Dammrisse Grad 1–2 finden sich in 2–10 %; bei medianer Episiotomie muss in bis zu 13 % der Fälle mit Dammrissen Grad 3–4 gerechnet werden, ohne eine mediane Episiotomie nur in 0,14–1,9 %.

Merke: Hauptrisiko für einen Dammriss Grad 3–4 ist die vaginal-operative Entbindung per Forceps mit einem 11-fach erhöhten Risiko.

Der Erfolg einer operativen Versorgung von Geburtsverletzungen steht und fällt mit einer ausreichenden Analgesie der Patienten und einer möglichst optimalen Sicht auf das Wundgebiet durch eine adäquate Assistenz.

9.3.3 Therapie

Nahttechnik bei Dammriss Grad 1–2
- Mehrschichtige Naht:
  - Verschluss der Vaginalhaut
  - Verschluss der tiefen Muskelschicht
  - Verschluss von Haut und Subcutis
  - fortlaufende Naht, stärkere Blutungen per Einzelknopfnaht

Nahttechnik bei Dammriss Grad 3–4
- Verschluss der Rectumschleimhaut (einreihig mit Erfassung von Submukosa und Muscularis ohne Mukosa)
- Verschluss der Vaginalhaut
- Verschluss der Sphinctermusculatur (End-zu-End mit Erfassen des Perimysiums)
- Verschluss der tiefen muskulären Schicht
- Verschluss von Haut und Subcutis des Dammes

9.3.4 Nachbetreuung bei Dammriss Grad 3–4

- Antibiose
- Antiphlogistika
- Laxantien bei Sphincterverletzung
- Flüssigkost (heute zumeist leichte Kost)
- ausreichende Reinigung von Wunde und Wundumgebung

9.4 Verletzungen der Vulva (Labien- , Klitorisrisse)

9.4.1 Inzidenz

- Labienverletzung: 8–33 % (abhängig von der Episiotomie-Frequenz)
- Klitorisverletzung: 3 %

9.4.2 Ursachen

- zu frühes oder unkontrolliertes Pressen (z. B. „Powerpressen")
- mangelnde Compliance der Schwangeren
- Gebärposition (aufrechte Position und Seitenlage sind günstiger!)
- protrahierte Austreibungsphase
- makrosomes Kind
- vaginal-operative Entbindung
- Klitorisrisse entstehen z. B. bei unsachgemäßer Einschätzung der Dammverhältnisse (Episiotomie notwendig! ja oder nein)

9.4.3 Therapie

Eine operative Versorgung muss immer bei starker Blutung erfolgen und dies stets mit ausreichender Anästhesie oder Analgesie.
Klitorisrisse bluten stets sehr ausgeprägt aufgrund der ausgeprägten Gefäßversorgung in dieser Region, sodass eine Naht immer notwendig ist.

Merke: In Urethranähe Durchführung der Naht möglichst bei liegendem Katheter in der Urethra (Gefahr der Verletzung durch Naht, deshalb Schienung der Urethra!).
Tipp für die Praxis: kleinere Blutungen bzw. Schürfungen können wirkungsvoll z. B. mit Otriven®-Nasentropfen beträufelt werden.

9.5 Maßnahmen zur Vermeidung von Dammverletzungen etc.

- Trainng der Beckenbodenmuskulatur in der Schwangerschaft
- Damm-Massage (speziell im 3. Trimenon)
- aufrechte Gebärpositionen wählen
- Seitenlage, Knie-Ellenbogenlage
- Vierfüßlerstand bevorzugen (Rücken-, Steinschnittlage oder Hocke sind ungünstig weil Dammbelastend)
- bei PDA Seitenlage bevorzugen
- kein Valsalva-Pressdruckmanöver: besser spontan nur bei Pressdrang beim Ausatmen spontan mitschieben lassen (Luftanhalten erhöht die Beckenbodenspannung und dadurch die Verletzungsgefahr)
- Dammschutz individuell manuell nach Bedarf
- keine forcierte Entwicklung des Kindes
- bei Notwendigkeit eines vaginal-operativen Vorgehens möglichst die Vakuumextraktion bevorzugen, wenn möglich ohne Episiotomie
- möglichst kein Kristellern
- Episiotomie nur bei strenger Indikationsstellung (z. B. kurzer Damm)
- Lokalanästhesie nicht zu früh
- Wassergeburt als Alternative eines dammschonenden Entbindungsmodus

10 Uterusruptur

10.1 Definitionen

Riss oder Zerreißen der Gebärmutter, am häufigsten durch Narben:
- komplette Ruptur mit Zerreißen von Uterus und Peritoneum
- inkomplette Ruptur = Peritoneum intakt
- stille Ruptur (klinisch symptomlos)
- spontane Ruptur ohne äußere Gewalteinwirkung
- violente Ruptur durch geburtshilfliche Eingriffe oder Traumata

10.2 Inzidenz

Uterusrupturen kommen bei 1 : 1.500–2.250 Geburten vor, klassisch im Bereich des unteren Uterinsegmentes (= dünnster und maximal ausgezogener Bereich des Uterus); bei Z. n. korporalem Uteruslängsschnitt finden sich Rupturen in 2 %.

10.3 Lokalisationen

Zerreißen von:
- Corpus uteri
- unterem Uterinsegment (längs, quer) Abriss des Scheidenrohres = Kolporrhexis
- Zervix

10.4 Ursachen

10.4.1 Überdehnung

Tritt in 94 % der Fälle bei Mehrgebärenden auf, in 6 % bei Erstgebärenden; verursacht durch:
- Geburtshindernis
  - cephalopelvines Missverhältnis
  - geburtsunmögliche Lage: z. B. Querlage, verschleppte Querlage

– geburtsunmögliche Einstellungen: hintere Scheitelbeineinstellung, mentoposteriore Gesichtslage, nasoposteriore Stirnlage, hoher Gradstand
– fetale Fehlbildungen
– mechanische Hindernisse im Geburtskanal (z. B. Tumore)
• traumatische Ruptur
• Überstimulation mit Oxytocin bei großem Geburtswiderstand

10.4.2 Narbenruptur

• Z. n. Sectio (häufiger bei uterinem Längsschnitt als bei Querschnitt)
• Z. n. Uterusperforation (bei Abrasio, Myomenukleation mit Eröffnung des Cavum uteri
• Z. n. plastischer Uterus-OP, wie OP nach Strassmann etc.
▶ Tablle 10.1 listet die Risikofaktoren für eine Uterusruptur auf.

10.5 Diagnostik

• Klinik
• Anamnese

Tab. 10.1: Risikofaktoren für eine Uterusruptur.

Z. n. Hysterotomie	Trauma	Überdehnung	Anomalien von Uterus und Plazenta
• Sectio (speziell bei corporalem Längsschnitt) • Myomenukleation mit Cavumeröffnung • plastische Uterus-Operationen	• von extern (z. B. Sturz, Unfall) • hoher Zervixriss • hohe Zange	• Mehrlinge Polyhydramnion • großes Kind	• Placenta increta/percreta • Trophoblasttumore

- fetale Bradykardie
- Deviation des vorangehenden Kindsteiles bei kombinierter vaginal-abdominaler Untersuchung
- Notfall-Ultraschall: kindliche Teile in der freien Bauchhöhle, freie Flüssigkeit im Abdomen

10.6 Klinik

Merke: Es gibt keine verlässlichen Hinweise für eine drohende Uterusruptur! Antenatale Narbenschmerzen sind unspezifisch. Es gibt auch inkomplette und klinisch stumme gedeckte Rupturen (sogar bei Erstgebärenden)!

Klassische Symptomatik sub partu:
- nach Wehensturm schlagartiges Wehensistieren
- Unruhe, Angst der Patientin
- pathologisches CTG (akute Bradykardie oder fehlende Herztonregistrierung)
- vaginale Blutung, Hämaturie
- vorangehender Kindsteil weicht aus der Führungslinie ab
- maternaler hypovolämischer Schock und Hämoperitoneum

Es wird unterschieden in:
1. Inkomplette Ruptur
   a) Leitsymptom ist ein subperitoneales Hämatom (keine Blutung nach außen)
   b) nachlassende Wehen
   c) keine Schmerzen
   d) im Spätstadium Schock
   e) evtl. blutiger Urin (Makrohämaturie)
2. Komplette Ruptur (meistens seitlicher Riss mit Verletzung der A. uterina)
   a) Schmerzen
   b) Abwehrspannung
   c) Schock
   d) Kindsteile können in der freien Bauchhöhle liegen

3. Stille oder asymtomatische Ruptur
   a) Dies kommt meistens bei Narbenrupturen vor. Andere Ur-sachen können sein: fetaler Hydrocephalus, Oxytocinüber-stimulierung, traumatische Ruptur bei z. B. liegender Peridu-ralanästhesie
4. Symptomatische Ruptur; in diesem Fall finden sich „Prodromi"
   a) zunehmende Wehentätigkeit bis zum Wehensturm mit Te-tanus uteri (Cave: Sauerstoffminderperfusion beim Fetus), dann schlagartiges Sistieren der Wehen!
   b) Hochsteigen der Bandl'schen Furche = obere Grenze des unteren Uterinsegmentes, die in Nabelhöhe oder darüber steigt (▶ Abb. 10.1)

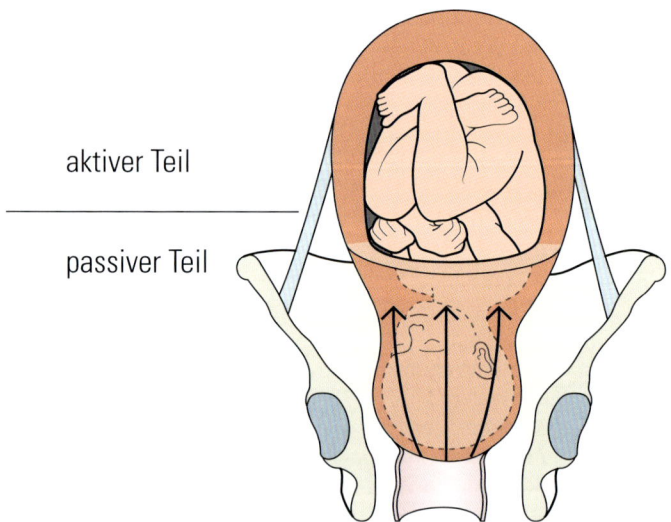

aktiver Teil

passiver Teil

Abb. 10.1: Bandl'sche Furche; der Uterus wird funktionell unter der Geburt in einen aktiven oberen und einen passiven unteren Abschnitt eingeteilt; die Trennungslinie zwischen beiden Abschnitten ist die Bandl'sche Furche.

Merke: Je schneller dies passiert, desto größer ist die Rupturgefahr. Bei Mehrgebärenden ist das häufiger als bei Erstparae.

c) Zwischen Nabel und Symphyse entsteht eine Art „Zerreißungsschmerz" durch Überdehnen des unteren Uterinsegmentes der auch in der Wehenpause bestehen bleibt und nicht durch eine PDA kaschiert wird.

d) Die Patientin ist unruhig und ängstlich bis hin zum Schock mit entsprechenden vegetativen Symptomen; ▶ Abb. 10.2 zeigt den Operationssitus einer Uterusruptur.

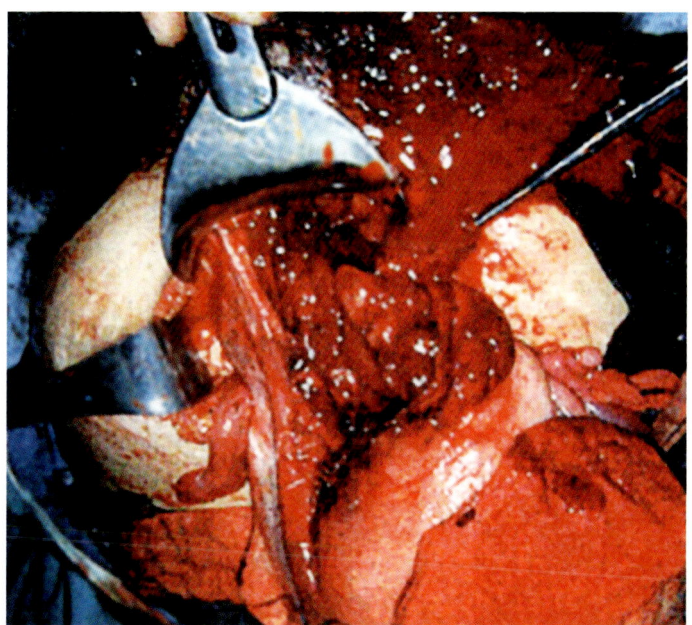

Abb. 10.2: Operationssitus einer Uterusruptur (UFK Marburg).

10.7 Therapie

Merke: Es besteht eine absolute Kontraindikation für ein vaginales Vorgehen (z. B. Vakuumextraktion, Forceps, Wendungsversuch).

- drohende Ruptur: zunächst i. v. Tokolyse, dann zügige Entbindung per Sectio
- bei totem Kind: wird heutzutage eine Sectio durchgeführt

Bei drohender Uterusruptur sofort Sectio! Narbenexzision, -anfrischung und Rekonstruktion bei Sectio, im Extremfall Hysterektomie. Bei kompletter Ruptur ist die Hysterektomie die Methode der Wahl. Bei inkompletter Ruptur wird versucht, durch Naht den Uterus zu versorgen, sofern das Organ gut durchblutet ist und eine ausreichende Blutstillung besteht.

10.8 Komplikationen

- wie bei der vorzeitigen Plazentalösung

Maternal:
- Volumenmangelschock
- disseminierte intravasale Gerinnungsstörung (DIC)
- Multiorganversagen
- postpartale Blutungsstörung
- feto-maternale Mortalität

Fetal:
- gestörte postpartale Gerinnung
- erhöhte perinatale Morbidität und Mortalität
- postoperative Infektion
- Ureterverletzung
- Thrombose, Fruchtwasserembolie
- bleibende Sterilität

10.9 Prognose

- Maternale Mortalität: 4 %
- Perinatale Mortalität: 25 %

10.10 Prävention

- strenge Indikationsstellung von intrauterinen Operationen (Abruptio, Abrasio)
- sorgfältige Rekonstruktion des Myometriums bei Myom-OP
- primäre Sectio bei Cavumeröffnung bei OP
- Nikotin-, Drogenabusus (Kokain) vermeiden
- Eisensubstitution bei Anämie
- Identifikation von Risikoschwangeren
- Vermeidung von Oxytocinüberdosierungen und protrahierten Geburtsverläufen

Literatur:

Martius H (1971). Geburtshilfliche Operationen. Thieme Verlag, Stuttgart.
Dudenhausen JW (2011). Praktische Geburtshilfe. Walther de Gruyter, Berlin, Boston.

11 Beckenendlage

11.1 Definition

Längslage mit regelwidriger Poleinstellung; der führende Teil ist der Steiß.

11.2 Inzidenz

Am Termin finden sich Beckenendlagen in 3–5 % (bei Frühchen 10 %).

Formen (7 insgesamt):
- Reine Steißlagen (66 %): meist *extended legs*
- Fußlagen (18 %): unvollkommene, vollkommene (25–27 cm Dehnungsumfang bei Geburt)
- Knielagen (< 1 %): unvollkommene, vollkommene (ungünstig wegen des kleinen Durchmessers von 25–27 cm Dehnungsumfang)
- Steiß-Fuß-Lagen (15 %): unvollkommene, vollkommene (günstiger als Fußlagen durch einen größeren Dehnungsumfang, von 30–33 cm)

11.3 Ätiologie

Ursachen können sein:
- Frühgeburten
- intrauteriner Fruchttod
- weniger Kindsbewegungen
- Plazentainsuffizienz
- kindliche Fehlbildungen
- Behinderung der Fruchtdrehung (Myome, Makrosomie)
- verminderte Fruchtwassermenge
- angeborene Uterusanomalien (Doppelbildungen, Septen, Uterus arcuatus)

- vermehrte kindliche Beweglichkeit (Hydramnion, nach Geburt des 1. Zwillings)

Die Risiken einer Beckenendlage sind vielfältig, ihre prozentuale Anteile stark schwankend:

- Neurologische Defizite (motorische Retardierungen, infantile Zerebralparesen, Hüftluxationen bei extended legs, doppelt so hohe Rate antepartaler Todesfälle wie bei Schädellage durch schwere Hypoxie/Asphyxie).

11.4 Diagnostik

Diese erfolgt per Ultraschall und mittels des 3. Leopold-Handgriffes.

11.5 Individualisierte und ergebnisoffene Beratung von Schwangeren mit BEL ab der 36. SSW

Beratungsinhalte einer intensivierten Beratung sind:

- Stärkung des Selbstbewusstseins (Salutogenese)
- Aufklärung über äußere Wendung, primäre Sectio und vaginale Geburtsleitung als Optionen
- Information über unkonventionelle Wendungsmethoden (Moxibustion, Akupunktur/-pressur, indische Brücke, Haptonomie)

Die antenatale Risikoselektion sollte durch einen Facharzt erfolgen. Dabei müssen:

- maternale und fetale Risiken und Komplikationen ventiliert werden,
- eigene Erfahrungen fließen ein (je geringer diese sind, desto eher wird eine Sectio angeraten),
- klinisches Management und Equipment müssen vorhanden sein.

11.6 Vorgehen bei Beckenendlage

- unabhängig vom Entbindungsmodus existiert bei allen BEL eine erhöhte kindliche Morbidität und Mortalität
- die Sectio ist in unteren und hohen Gewichtsklassen von Vorteil

- die Definition von Auswahlkriterien und Verfahrensweisen zur Anwendung einer vaginalen Geburt ist schwierig (wenn sie so risikoarm wie die Sectio sein soll)
- bei unreifem Kind (28.–34. SSW) ist die elektive Sectio zu bevorzugen
- bei reifem Kind (> 37 + 0 SSW) ist eine Vaginalgeburt möglich, wenn:
  - ein cephalopelvines Missverhältnis ausgeschlossen ist,
  - das geschätzte Geburtsgewicht nicht deutlich > 3.500 g ist,
  - keine reine Fußlage vorliegt (hier besser primäre Sectio),
  - eine Hyperextension des Kopfes ausgeschlossen ist,
  - schwere fetale Fehlbildungen vorliegen (hier Vaginalgeburt = Methode der Wahl).

11.6.1 Großzügige Indikation zur sekundären Sectio

- bei potenziell möglicher protrahierter vaginaler Geburt (hoch stehender Steiß bei unreifer Zervix, Steiß tritt nicht tiefer – trotz guter Wehen und Muttermundseröffnung).

11.6.2 Großzügige Indikation zur Sectio

- bei Zusatzkriterien (Diabetes mellitus, Plazentainsuffizienz, pathologisches CTG etc.).

11.6.3 Absolute Sectioindikationen

- Conjugata vera obstetrica < 11,5 cm
- Differenz zwischen Conjugata vera obstetrica und biparietalem Durchmesser (= bip) < 1,5 cm bei Nulliparae, < 1 cm bei Multiparae
- Frühgeburtlichkeit < 34 + 0 SSW; Kopfumfang deutlich > Abdomialumfang
- IUGR < 10. Perzentile
- Ultraschallschätzgewicht deutlich > 3.800 g
- vollständige Fußlage

- cephalopelvines Missverhältnis
- pathologisches CTG/pathologischer Doppler
- AIS
- schwere mütterliche Komplikation

11.6.4 Äußere Wendung

Die äußere Wendung ist eine von möglichen Optionen, siehe hierzu auch Kapitel 12.
Kontraindikationen sind:
- Placenta praevia
- vaginale Blutung
- cephalopelvines Missverhältnis
- pathologisches CTG

Optional:
- Oligohydramnion
- Nabelschnurumschlingungen
- überstreckter Kopf
- VZB
- Uterus bicornis etc.

11.7 Voraussetzungen für eine vaginale Geburt bei BEL (nach Feige und Krause, 1998)

- ein geübtes geburtshilfliches Team (mindestens 2 Ärzte in der Klinik anwesend, davon ein Facharzt)
- 24h-Anästhesieanwesenheit
- 24h-Neonatologieanwesenheit
- E-E-Zeit < 20 min (Entscheidungs-Entbindungszeit)
- sub partu kontinuierliche CTG-Registrierung
- sub partu Verfügbarkeit von: Fetalblutanalyse, Ultraschall

11.7.1 Vaginale Entwicklung aus BEL

Hierbei kommen in Frage:
- Manualhilfe nach Bracht (▶ Abb. 11.1–11.2)
- assistierte Spontangeburt n. Thiessen

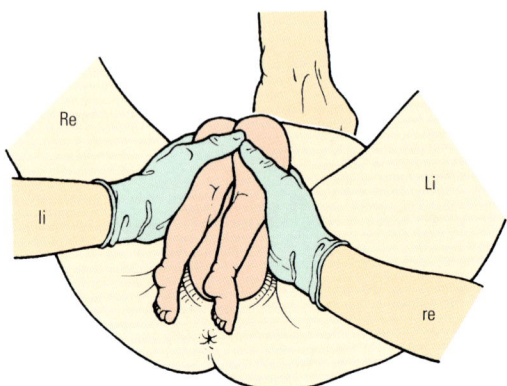

Abb. 11.1: Entwicklung nach Bracht, Teil 1: Umfassen des Steißes mit beiden Händen (aus Dudenhausen: Praktische Geburtshilfe. Walter de Gruyter Berlin, Boston, 21. Auflage, 2011).

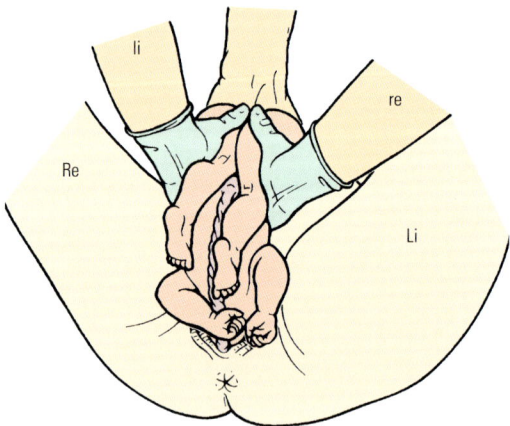

Abb. 11.2: Entwicklung nach Bracht, Teil 2: Langsames Anheben des Steißes mit beiden Händen in Richtung mütterlicher Bauchdecke, kein Ziehen! (aus Dudenhausen: Praktische Geburtshilfe. Walter de Gruyter Berlin, Boston, 21. Auflage, 2011

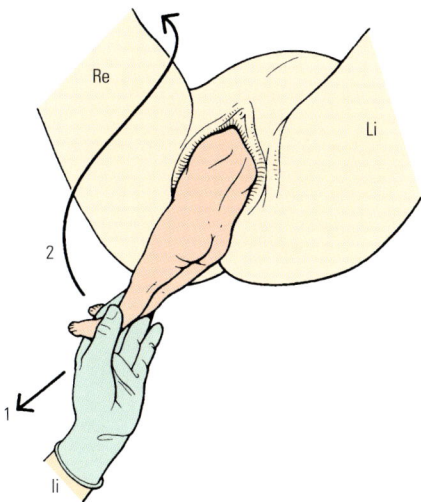

Abb. 11.3: Klassische Armlösung, Teil 1: Fassen der Füße an den Knöcheln und Strecken des Kindes bodenwärts (aus Dudenhausen: Praktische Geburtshilfe. Walter de Gruyter Berlin, Boston, 21. Auflage, 2011).

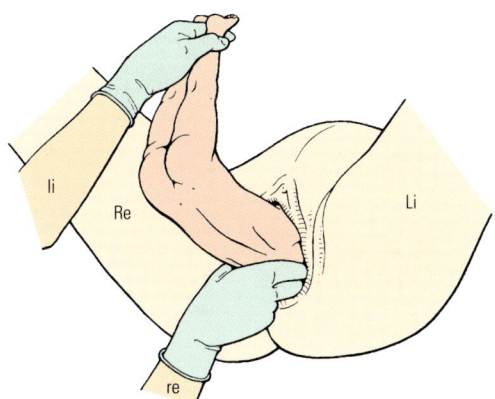

Abb. 11.4: Klassische Armlösung, Teil 2: anschließend schnelles Hochschlagen der kindlichen Beine in die entsprechende Leistenbeuge der Mutter (aus Dudenhausen: Praktische Geburtshilfe. Walter de Gruyter Berlin, Boston, 21. Auflage, 2011).

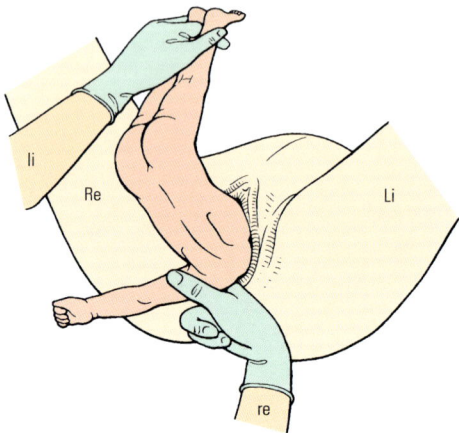

Abb. 11.5: Klassische Armlösung, Teil 3: Der Oberarm wird mit zwei Fingern geschient und über die Brust des Kindes vorsichtig „herausgewischt" (aus Dudenhausen: Praktische Geburtshilfe. Walter de Gruyter Berlin, Boston, 21. Auflage, 2011).

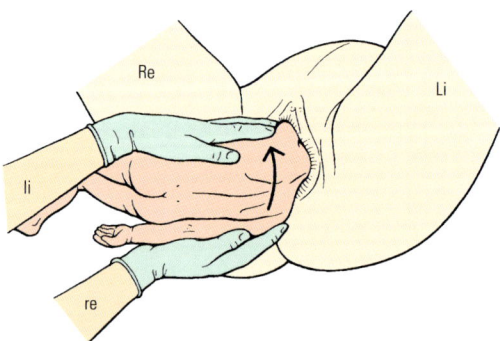

Abb. 11.6: Klassische Armlösung, Teil 4: Mit stopfenden Bewegungen des Rumpfes und Drehen um 180° wird anschließend der vordere Arm nach hinten in die Kreuzbeinhöhle gebracht (I. Lage: entgegen dem Uhrzeigersinn, II. Lage im Uhrzeigersinn) (aus Dudenhausen: Praktische Geburtshilfe. Walter de Gruyter Berlin, Boston, 21. Auflage, 2011).

- Armlösung klassisch (▶ Abb. 11.3–11.6), nach Müller (▶ Abb. 11.7–11.8), nach Lövset (▶ Abb. 11.9–11.10), kombiniert nach Bickenbach (▶ Abb. 11.11–11.12)
- Handgriff nach Veit-Smellie = Entwicklung des nachfolgenden Kopfes (▶ Abb. 11.13–14)
- Forceps/Vakuum am Steiß
- Episiotomie (großzügige Indikation: Vermeiden von zu hohen Zugkräften im Halswirbelsäulenbereich mit der Gefahr der Traumatisierung, z. B. obere Plexuslähmung)

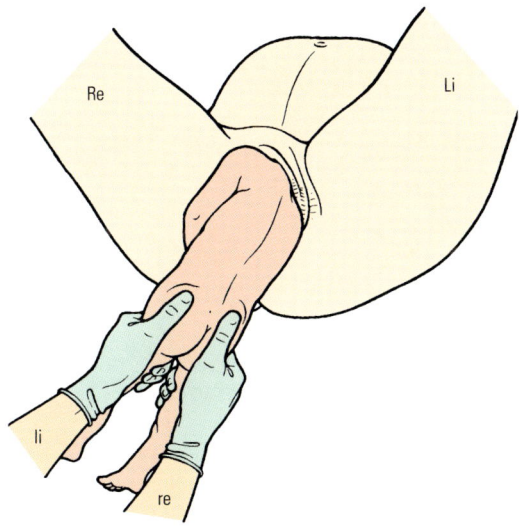

Abb. 11.7: Armlösung nach Müller = Lösung des vorderen Armes: Das Kind wird fest mit beiden Händen am Beckenende gefasst und kräftig steil nach unten gezogen, bis vordere Schulter und Arm geboren sind (aus Dudenhausen: Praktische Geburtshilfe. Walter de Gruyter Berlin, Boston, 21. Auflage, 2011).

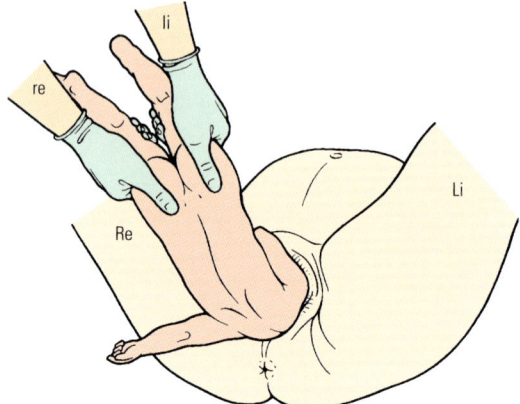

Abb. 11.8: Armlösung nach Müller = Lösung des hinteren Armes: Das Kind wird fest mit beiden Händen am Beckenende gefasst und kräftig steil nach oben gegen den Bauch der Mutter gezogen, bis der hintere Arm herausfällt unhd die hintere Schulter nachfolgt (aus Dudenhausen: Praktische Geburtshilfe. Walter de Gruyter Berlin, Boston, 21. Auflage, 2011).

Man unterscheidet:
- Reine Steißlage:
  - häufiger protrahierte AP
  - typisch: Pendelbewegungen des Steißes: er tritt in der Wehe tiefer ins Becken und zieht sich nach der Wehe zurück
  - Indikation zur sekundärer Sectio:
  - wenn der Steiß nach 1–2h nicht tiefer ins Becken eingetreten ist,
  - wenn der gesamte Steißumfang in BM ist, sollten Anästhesist und Neonatologe bereit stehen,
  - Entwicklung des Kindes mit Hilfe der Manualhilfe nach Bracht oder als assistierte Spontangeburt nach Thiessen (Bracht: Beginn der aktiven Geburtsleitung nach Geburt des Nabels; Thiessen: Beginn der aktiven Geburtsleitung nach Geburt der Schulterblattspitzen).

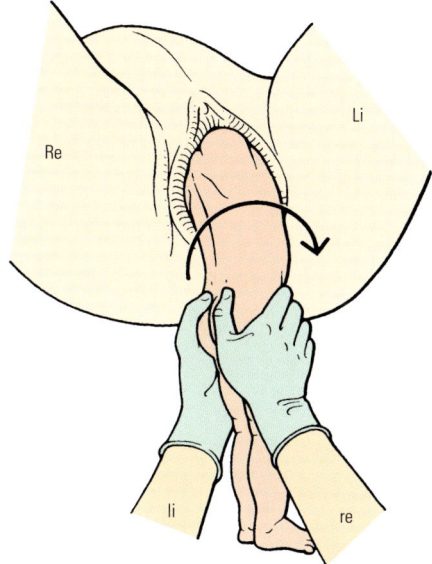

Re

Li

li

re

Abb. 11.9: Armlösung nach Lövset = Lösung des hinteren Armes, Teil 1: Das Kind wird am Beckenende gefasst und schraubenförmig nach unten gedreht und dabei um 180° gedreht (I. BEL entgegen dem Uhrzeigersinn, II. BEL im Uhrzeigersinn); dadurch kommt der hintere sakral gelegene Arm nach vorne und fällt meist vor der Symphyse heraus (aus Dudenhausen: Praktische Geburtshilfe. Walter de Gruyter Berlin, Boston, 21. Auflage, 2011).

- Unvollkommene/vollkommene Steißfußlage:
  - hierbei führen ein oder beide Füße, der Steiß liegt höher,
  - in der frühen EP ist der Fetus in Hockstellung,
  - Geburtsdauer wie bei Schädellage,
  - erhöhte Gefahr von Nabelschnur- und Extremitätenvorfällen,
  - vaginale Geburt bei rechtzeitigem Blasensprung und Fußvorfall bei Steiß in BM möglich,
  - Indikation zur sekundären Sectio:
  - bei rechtzeitigem Blasensprung und Fußvorfall bei Steiß über BE,

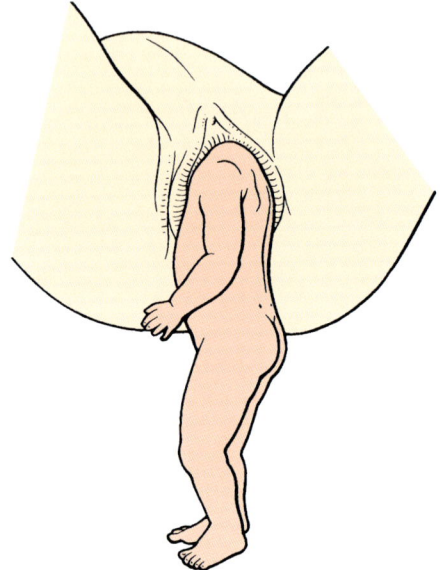

Abb. 11.10: Armlösung nach Lövset = Lösung des hinteren Armes, Teil 2: Das Kind wird mit dem gleichen Handgriff schraubenförmig um 180° zurückgedreht; dadurch kommt der nach hinten und sakral gelegene Arm nach vorne und fällt meist vor der Symphyse heraus (aus Dudenhausen: Praktische Geburtshilfe. Walter de Gruyter Berlin, Boston, 21. Auflage, 2011).

Merke: Die Diagnose einer unvollkommenen/vollkommenen Steißfußlage ist nur intrapartum nach Blasensprung möglich.

- Kriterien einer Fußlage sind: mindestens ein ausgestrecktes Bein, Entwicklung aus Steiß-Fußlage,
- Bei Blasensprung und vollständigem MM ist eine vaginale Geburt möglich; die Reposition von vorfallenden Beinen in die Vagina kann behutsam durch einen erfahrenen Geburtshelfer versucht werden,

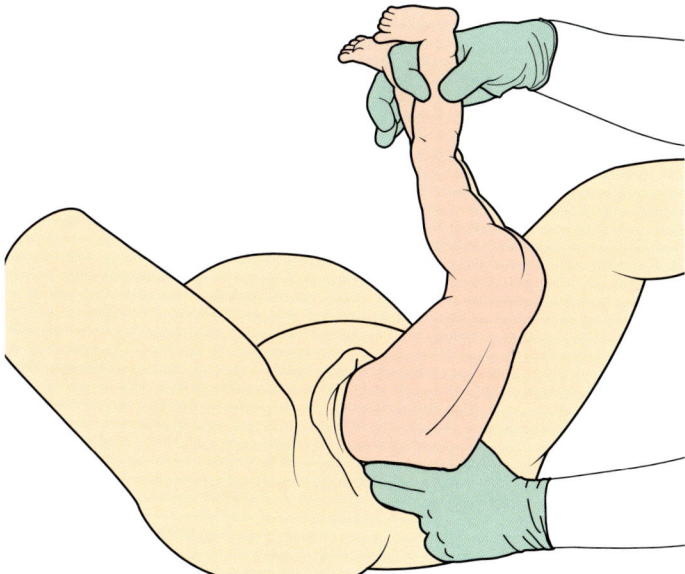

Abb. 11.11: Armlösung nach Bickenbach = Lösung des hinteren Armes: Das Kind wird kräftig am Beckenende langsam steil nach vorn und oben gezogen, bis die hintere Schulter und der Arm zu sehen sind oder der hintere Arm vom Rücken des Kindes her aus der Kreuzbeinhöhle herausgetreift werden kann.

– Indikation zur sekundären Sectio:
– Blasensprung vor vollständigem MM

Merke: Armlösungen sind Manualhilfe!

● Indikation: hochgeschlagene Arme
● Methoden:
    – kombiniert nach Bickenbach
    – nach Lövset
    – nach Müller

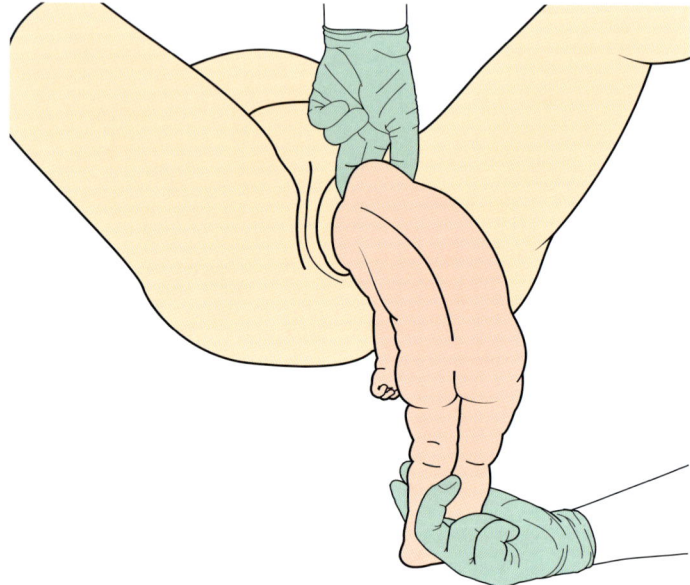

Abb. 11.12: Armlösung nach Bickenbach = Lösung des vorderen Armes: Das Kind wird anschließend kräftig am Beckenende langsam steil nach hinten und unten gezogen, bis der vordere Arm ebenfalls vom Rücken des Kindes her herausgetreift werden kann.

Die klassische Armlösung ist zeitaufwändig, riskant, und nur in Ausnahmefällen empfehlenswert.

Die ▶ Abb. 11.3–11.12 zeigen die Abläufe der einzelnen Verfahren.

● Kopfentwicklung nach Veit-Smellie: Die ▶ Abb. 11.13–11.14 zeigen das Vorgehen:

Merke: Bei jeder Art von Manualhilfe (Armlösung, Veit-Smellie etc.) darf weder grobe Kraft noch Gewalt angewendet werden. Auf diese Weise sind kindliche Schädigungen wie z. B. Plexusläsionen, Frakturen etc. und mütterliche Verletzungen wie z. B. Damm- und Scheidenrisse etc. auf ein Minimum reduzierbar.

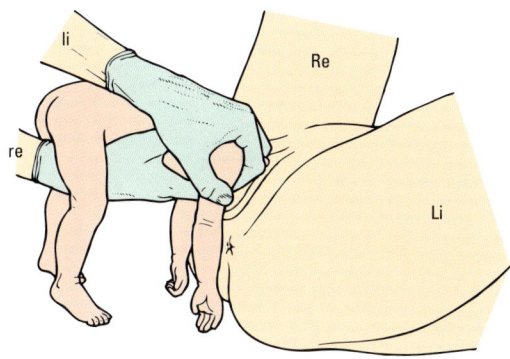

Abb. 11.13: Kopfentwicklung nach Veit-Smellie: Auf der inneren bauchseitigen Hand reitet das Kind, der Zeigefinger dieser Hand dreht den kindlichen Kopf in den geraden Durchmesser und beugt den Kopf auf die Brust des Kindes (Vorteil: Erreichen des kleinsten Durchtrittsplanums und der geringst möglichen Dammrissgefahr) (aus Dudenhausen: Praktische Geburtshilfe. Walter de Gruyter Berlin, Boston, 21. Auflage, 2011).

11.8 Einflussfaktoren auf die Geburt

11.8.1 Die Gebärposition

Der Vierfüßlerstand ist die physiologischeste Gebärposition bei BEL, neben der Steinschnittlage sind außerdem möglich: Seitenlage, Stehen, Hocke, Gebärhocker, Wassergeburt

Vorteile des „Vierfüßlerstandes":
- Vermeidung eines V.-cava-Syndroms
- bessere Koordination der Presswehen
- Reduktion von Dammverletzungen
- frühzeitige Diagnostik von Armhaltungskomplikationen
- signifikante Reduktion der operativen Manipulationen (Armlösung, Rotation bei Stellungsanomalie, Kopfentwicklung)

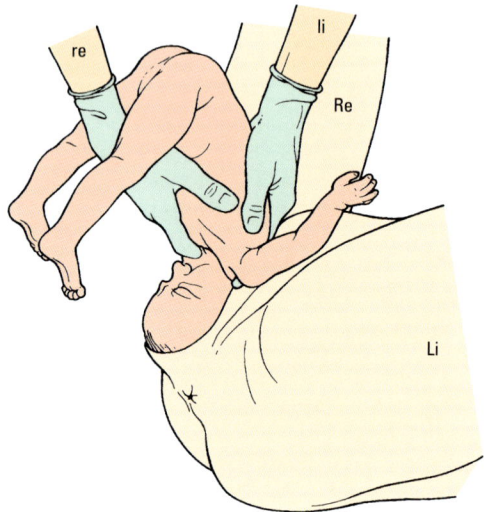

Abb. 11.14: Kopfentwicklung nach Veit-Smellie: Die äußere Hand ist rückenwärts gerichtet und greift mit Zeige- und Mittelfinger gabelartig in den Nacken des Kindes und zieht den Kopf abwärts bis die Nackenhaargrenze sichtbar wird und auch nicht mehr zurückweicht; anschließend wird das Kind symphysenwärts in Richtung mütterliche Bauchdecke bewegt (aus Dudenhausen: Praktische Geburtshilfe. Walter de Gruyter Berlin, Boston, 21. Auflage, 2011)

- weniger auffällige CTGs (weniger Kompressionen der Nabelschnur in der AP = bessere Sauerstoff-Perfusion) (siehe ▶ Abb. 11.15)
- besseres fetales Outcome (Base Excess, Apgar)
- perinatale und maternale Morbidität reduziert

11.8.2 Die Parität

Nulliparität ist keine Kontraindikation für eine vaginale BEL-Geburt.

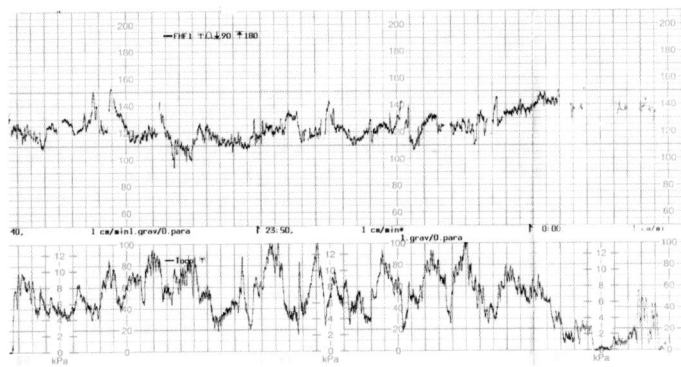

Abb. 11.15: CTG in der Austreibungsphase (AP) bei Geburt aus BEL im „Vierfüßlerstand".

11.8.3 Das Schätzgewicht

ist nur von geringem prognostischem Wert für den Entbindungsmodus; besser geeignet ist das Verhältnis von Kopf- und Rumpfumfang: wenn beide gleich sind, ist eine unkomplizierte vaginale Geburt zu erwarten.

11.8.4 Das Gestationsalter

- Es gibt keine erhöhte neonatale Morbidität und Mortalität nach vaginaler Geburt (30–40 % sekundäre Sectiones finden sich in allen Gestationswochen)
- bei Frühgeburt (< 37 + 0 SSW) gib es keine Empfehlungen betreffs des Geburtsmodus
- Folgeschwangerschaften nach Sectio haben als Risiken:
  - eine höhere Rupturrate
  - Plazentationsstörungen
  - Blutungskomplikationen

11.9 Aus der Praxis für die Praxis

„Skill und Drill":

- Skill: regelmäßige Übungen am Phantom inklusive klinisches Testat sind ratsam
- Drill: vaginale Geburtsleitungen bei BEL unter Aufsicht eines Erfahrenen sind aufgrund ihres geringen Vorkommens schwer durchführbar

Wie löst man dieses Dilemma?

Merke: Auch bei primärer Sectio bei BEL muss das Kind prinzipiell mit den gleichen Handgriffen wie bei vaginalem Vorgehen schonend entwickelt werden = Übung am lebenden Kind, d. h.: „aus Problemen Chancen machen"!

Literatur:

AWMF – Leitlinie Nr. 015/051 (2010): Geburt bei Beckenendlage Correspondence. Term Breech Trial (2001). Lancet (357): 225–228

Dudenhausen JW (2011): Geburt aus Beckenendlage zwischen Tradition, Moderne und Neoklassik. Frauenarzt (2): 108–110

Feige A, Krause M(1998). Beckenendlage. München, Wien, Baltimore Urban & Schwarzenberg

Krause M, Lenz A., Feige A (1999). Vaginale Beckenendlagengeburt – Entscheidungskriterien und Einfluss auf die kindliche Morbidität. Hebamme (12): 22–29

Martius G (19971). Entwicklung des Kindes aus Beckenendlage. In: Geburtshilfliche Operationen, 104–119. Georg Thieme Verlag Stuttgart

12 Wendungsoperationen

12.1 Äußere Wendung

Die äußere Wendung wurde bereits zu Zeiten von Hippokrates (460–370 v. Chr.) durchgeführt (Hanns, 1990).

Sie soll Komplikationen für das Kind während der vaginalen Geburt und für die Mutter bei der Sectio vermeiden. Ungefähr 5 % aller Kinder werden aus Beckenendlage (BEL) geboren, bei Frühgeburten abhängig von der Schwangerschaftswoche bis zu 25 %.

Die Ätiologie dieser Regelwidrigkeit der Poleinstellung ist vielfältig, wobei ein großer Anteil kausal ungeklärt bleibt, so dass eine multifaktorielle Genese angenommen wird.

Zu den Ursachen zählen:

- Behinderung der Kindsdrehung: Oligohydramnion, straffer Fruchthalter, fehlgebildetes Cavum uteri, *extended legs* des Feten, fetale Makrosomie, kongenitale Fehlbildung
- noch nicht erfolgte Drehung: Frühgeburt
- abnorme Beweglichkeit des Feten: Hydramnion, schlaffer Fruchthalter, Frühgeburt
- Störung der Arretierung des kindlichen Kopfes im Becken: abnorme Kopfform, Placenta praevia, tiefsitzende Myome

Dieses operative geburtshilfliche Verfahren, das Kind aus Beckenendlage (BEL) oder Querlage (QL) in Schädellage zu bringen, erlebte in den siebziger Jahren eine Renaissance:

- Mit Einführung der Betamimetika zur Tokolyse konnte die Uteruswandspannung als Wendehindernis reduziert werden.
- Durch die Ultraschalldiagnostik konnte man sich über anatomische Gegebenheiten wie Plazentalokalisation, Fruchtwassermenge, Uterusbesonderheiten und Wachstum des Feten vor der Wendung und in Verbindung mit dem CTG über den fetalen Zustand nach der Wendung einen guten Überblick verschaffen.

Die vaginale Beckenendlagengeburt wird zunehmend mit Zurückhaltung durchgeführt, da sich nach entsprechender Aufklärung, Risikoeinschätzung und Abwägung von möglichen Geburtsmodi nur wenige Frauen mit einem Feten in Beckenendlage zu einer vaginalen Geburt entschließen. Speziell die meisten Erstgebärenden entscheiden sich für eine primäre Sectio. Da auch die elektive Sectio caesarea Risiken aufweist, stellt die äußere Wendung in Terminnähe eine elektive und komplikationsarme Alternative dar. Die optimale Geburtseinleitung bei Beckenendlage wird seit Jahren kontrovers diskutiert. Das kindliche Risiko bei Beckenendlage wird durch die Sectio caesarea im Vergleich zu einer vaginalen Geburt weitgehend minimiert, dennoch kann die Entwicklung des Kindes aus Beckenendlage auch bei der Sectio erschwert und problematisch sein (Kirschbaum, 1990). Perinatale Morbidität und Mortalität vaginaler Beckenendlagengeburten sind deutlich erhöht. Niedrigere APGAR-Werte, häufiger schwere Azidosen, häufiger Nabelschnurvorfälle, vorzeitige Plazentalösung (Berg 1985, Winter 1985) seien genannt.

Kubli beschrieb 1975 die systematische Sectio als sicherste und einfachste Methode, das fetale geburtsmechanische Risiko bei Beckenendlage zu vermeiden. In den meisten Fällen wird aktuell die primäre Sectio caesarea durchgeführt (laut Perinatal-Statistik in über 90 % der Fälle). Die Sectio hat eine erhöhte mütterliche Morbidität und Mortalität im Vergleich zur vaginalen Entbindung (erhöhte Rate an Thrombosen, Infektionen und höherer Blutverlust) (Winter, 1985; Zhang, 1993; Kirschbaum, 1990). Um die genannten Risiken für Mutter und Kind zu reduzieren, stellt der von Saling 1974 systematisch eingesetzte äußere Wendungsversuch aus Beckenendlage in Schädellage unter Tokolyse die risikoärmere Alternative dar – im Vergleich zur vaginalen Beckenendlagengeburt oder der elektiven Sectio. In den siebziger Jahren forderte Kubli obligat die Sectio als Entbindungsmodus bei allen Erstgebärenden mit Feten in Beckenendlage zur Vermeidung von Geburtsrisiken.

Mit der Einführung der äußeren Wendung unter Tokolyse unter strengen Kautelen beginnt ein neuer Abschnitt für dieses operative geburtshilfliche Vorgehen (Müller-Holve, Saling et al, 1975):

- durch engmaschige kontinuierliche fetale Überwachung wird die Komplikationsrate gesenkt,
- die Wendung wird bei vollendeten 36. Schwangerschaftswochen durchgeführt, um zum einen das Auftreten einer spon-

tanen Rückdrehung zu minimieren und zum anderen bei Komplikationen, die zur Schwangerschaftsbeendigung führen, eine relevante Frühgeburt zu vermeiden,

- zur Relaxation des Uterus findet die äußere Wendung unter i. v.-Tokolyse statt, um die mechanische Belastung zu reduzieren und dem Feten mehr Bewegungsfreiheit zu geben. Der Einsatz der Tokolyse hat einen positiven Effekt bei der Wendungsoperation. Daher wird die Tokolyse in den meisten Fällen bei äußeren Wendungsversuchen eingesetzt. (Robertson, 1987; Nohe, 1996; Chung, 1996). Vollnarkose und Periduralanästhesie sind bei der äußeren Wendung kontraindiziert.

12.1.1 Definition

Mittels äußerer Handgriffe wird versucht, eine Querlage in eine Längslage bzw. eine Beckenendlage in eine Schädellage zu wenden. Bei der Querlage wird eine gebärmögliche Lage erzielt, bei Beckenendlage die risikoärmere Schädellage.

12.1.2 Voraussetzungen für eine äußere Wendung

- sichere Tragzeit von > 37 SSW (kindliche Lungenreife gegeben), bei Komplikationen Entwicklung eines reifen Kindes, geringe spontane Rückdrehungsrate
- keine Kontraindikationen für Tokolyse, Wehentätigkeit und vaginale Entbindung aus Schädellage
- Sectiobereitschaft
- Nüchternheit > 6h
- Operationsbereitschaft (E-E-Zeit < 20 min; bei Level 1 Zentren < 10 min)
- Einwilligung und Aufklärung der Patientin für Narkose und Sectio optional
- präinterventionelle Diagnostik
- normales CTG über 30 min vor dem Wendungsversuch
- Ausschluss von Plazentasuffizienz und fetaler Bedrohung (Fetometrie, Doppler)
- Ultraschall: Plazentalokalisation, Fruchtwassermenge, Nabelschnur, Lage des kindlichen Rückens

12.1.3 Kontraindikation für eine äußere Wendung

Absolute Kontraindikation:
- Sectioindikation wie Plazenta praevia, cephalo-pelvines Missverhältnis, Plazentainsuffizienz, Wachstumsretardierung
- pathologisches CTG
- Dopplersonographische Hinweise auf Nabelschnurumschlingungen sowie pathologisches Flussmuster
- rezidivierende Blutung in der zweiten Schwangerschaftshälfte
- schwere Präeklampsie, HELLP-Syndrom
- Rhesusdissonanz
- Uterusfehlbildungen
- vorzeitiger Blasensprung
- schwere fetale Fehlbildungen

Relative Kontraindikationen:
- Oligohydramnion
- ausgeprägte Adipositas
- Vorderwandplazenta
- Zervixinsuffizienz
- Z. n. Uterotomie (Sectio, Myomenukleation)
- Vorliegen der Nabelschnur

Ungünstigste Faktoren für den Erfolg einer äußeren Wendung:
- fest in das Becken eingetretener Steiß
- Adipositas
- Oligohydramnion (größtes Fruchtwasser-Depot < 2 cm)
- dorsoanteriore Kindslage

Günstige Faktoren für eine äußere Wendung:
- höherer Parität
- Steiß oberhalb des Beckeneingangs

12.1.4 Technik

Folgendes Equipment muss vorgehalten werden:
- CTG
- Ultraschall
- Tokolyse i. v.
- kippbares Bett

Die Lagerung der Patientin erfolgt 30 min vor der geplanten Wendung in 15°-Linksseitenlage (Prophylaxe eines V.-cava-Syndroms). Die Frau wird auf die Seite gelagert, auf der sich der kindliche Kopf befindet. Überragt der Kopf die Mittellinie, dann wird eine Rolle vorwärts versucht und die Frau auf die Seite der kleinen Teile gelagert. Überragt der Kopf die Mittellinie nicht, wird eine Rolle rückwärts versucht und die Frau auf die Seite des kindlichen Rückens gelagert. Etwa 20–30 min vor Wendungsbeginn erfolgt eine i. v.-Tokolyse mit Partusisten® (5 mg/min). Die Tokolyse vermindert eine gesteigerte uterine Aktivität und relaxiert den Uterus, so dass die kindlichen Teile besser zu tasten und zu bewegen sind. Eine Narkose oder Regionalanästhesie ist kontraindiziert, da diese das Risiko von Komplikationen infolge etwas zu kräftiger Manipulationen erhöhen würde (z. B. durch Schmerzausschaltung Gefahr einer vorzeitigen Plazentalösung).

Grundsätzlich gibt es zwei Techniken (Vorgehensweisen)
1. **Rolle vorwärts:** Der Steiß des Kindes wird aus dem mütterlichen Becken hinaus auf die Beckenschaufel der Mutter geleitet, die dem kindlichen Rücken zugewandt ist. In dieser Position wird der Steiß gehalten, während die andere Hand den kindlichen Kopf vom Hinterhaupt aus auf die entgegengesetzte Seite drängt, um das Kind über eine Rolle vorwärts in Schädellage zu überführen (▶ Abb. 12.1).
2. **Rolle rückwärts:** Der Steiß des Kindes wird aus dem mütterlichen Becken hinaus auf die Beckenschaufel der Mutter hin geleitet, die sich auf der Seite der kleinen Teile befindet. Durch Druck auf die kindliche Stirn drängt man den Kopf des Kindes nach hinten, um eine Rolle rückwärts durchzuführen (▶ Abb. 12.2).

Erfahrungsgemäß existiert keine allgemein gültige einheitliche Technik zum Wenden: In der Regel wird die Richtung individuell und situationsabhängig festgelegt. ▶ Abbildung 12.3 zeigt die korrigierte Poleinstellung nach erfolgreicher äußerer Wendung sowohl bei Rolle vorwärts als auch bei Rolle rückwärts.
Während der Wendung müssen die kindlichen Herztöne permanent abgeleitet und sonographisch überprüft werden.

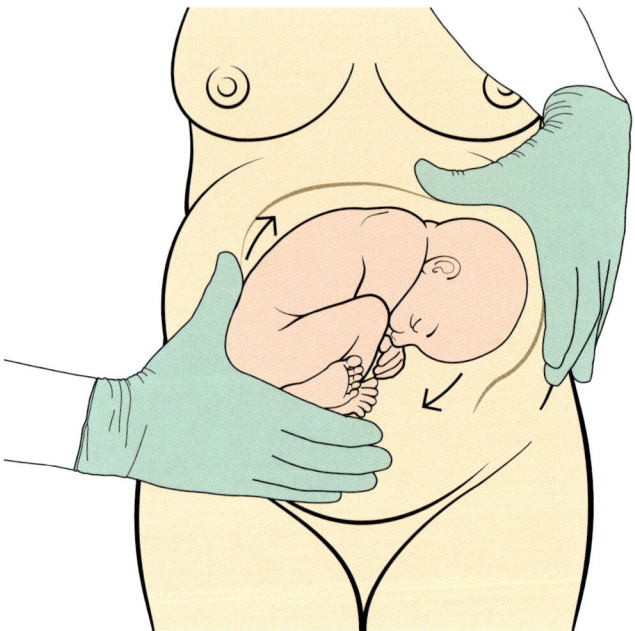

Abb. 12.1: Rolle vorwärts bei der äußeren Wendung.

Das Wendungsmanöver muss unterbrochen oder abgebrochen werden bei:
- Missempfinden der Schwangeren
- persistierenden Bradykardien des Kindes
- vaginaler Blutung
- Erfolglosigkeit des Wendungsversuches

Die Dauer der Manipulation beträgt in der Mehrzahl der Fälle (55 %) ≤ 1 min innerhalb derer die Wendung erfolgreich durchgeführt werden kann. Kann die Wendung nicht innerhalb von 5 min erfolgreich durchgeführt werden, sollte der Wendungsversuch abgebrochen werden, da die Aussicht auf Erfolg gering ist. Gegebenenfalls kann in 1–2 Tagen ein erneuter Wendungsversuch gemacht werden. Oberstes Gebot ist die schonende und in

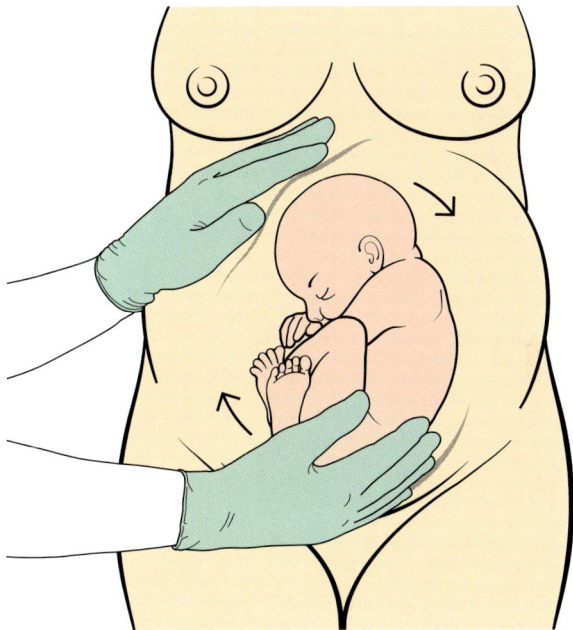

Abb. 12.2: Rolle rückwärts bei der äußeren Wendung.

vielen Einzelschritten ausgeführte Wendung, die bei fehlendem
Erfolg nicht erzwungen werden sollte. Die Erfolgsquote liegt je
nach Klinik zwischen 50–70%. In 3–5% der Fälle dreht sich das
Kind nach erfolgreicher Wendung wieder in eine Beckendlage zurück. In diesen Fällen kann eine erneute äußere Wendung durchgeführt werden. Nach Beendigung des Wendungsversuches wird
die Tokolyse abgestellt und mindestens 30 min lang ein CTG ge-
schrieben. Weitere CTG-Kontrollen empfehlen sich nach 2h und
am Abend des Tages, an dem die Wendung durchgeführt wurde.

Merke: Rh-negative Schwangere erhalten eine Anti-D-Prophylaxe
(Cave: die letzte Anti-D-Gabe erfolgte in den drei zurückliegen-
den Wochen).

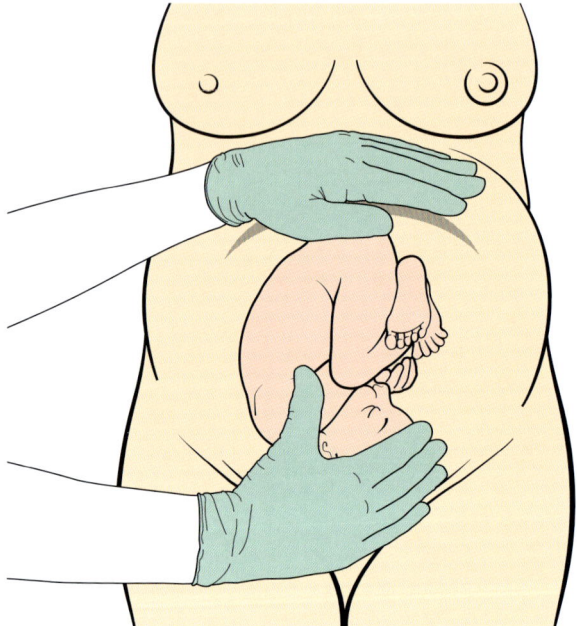

Abb. 12.3: Korrigierte Poleinstellung bei der äußeren Wendung.

12.1.5 Risiken und Komplikationen

In den siebziger Jahren geriet die äußere Wendung durch eine erhöhte Komplikationsrate (intrauterine und neonatale Todesfälle,
fetomaternale Transfusion, Nabelschnurkomplikationen, vorzeitiger Blasensprung und vorzeitige Plazentalösung) mit häufigen
Notsectiones in Verruf. Eine wesentliche Ursache hierfür war,
dass die Wendung damals häufig in Allgemeinnarkose vorgenommen wurde, was zu kräftigerem Manipulieren verleitet hatte.

Merke: Eine äußere Wendung sollte schonend durchgeführt
werden und darf nicht erzwungen werden.

Die Risiken einer äußeren Wendung sind dann geringer, wenn folgende Voraussetzungen erfüllt werden:
- korrekte Patientenselektion (Vorbedingungen, Kontraindikationen)
- Verzicht auf eine Narkose
- Tokolyse
- Überwachung während und nach dem Eingriff

Diese Risiken müssen auch in Bezug auf eine weiter bestehende Beckenendlage gesehen und gewertete werden. Sowohl das Risiko einer spontanen Beckenendlagegeburt als auch das Risiko einer Sectio überwiegen das Risiko einer äußeren Wendung bei weitem. Bei bis zu 25 % aller Wendungen ist mit vorübergehenden Dezelerationen und kindlichen Bradykardien zu rechnen, die sich in der Regel rasch wieder erholen. Ursächlich kommt hierfür eine Verminderung der uteroplazentaren Durchblutung mit transitorischer Hypoxie in Frage. Intrauterine Todesfälle werden in der neueren Literatur nicht mehr beschrieben, dagegen sind vorzeitige Plazentalösungen zu erwähnen. Leichte vaginale Blutungen (in 4 %) entsprechen oft einer partiellen vorzeitigen Plazentalösung. Feto-maternale Transfusion können ebenfalls vorkommen und erfordern deshalb eine Rhesusprophylaxe bei Rh-negativen Frauen. In 2 % muss eine Sectio wegen pathologischem CTG nach der Wendung durchgeführt werden. Eine traumatische Schädigung des Kindes kommt praktisch nicht vor. Sehr selten sind Uterusrupturen. Bei Z. n. Kaiserschnitt, bei dem der Uterus quer im Bereich der Zervixvorderwand eröffnet wurde, ist die äußerer Wendung äußerst vorsichtig durchzuführen (Heutzutage ist dies keine absolute Kontraindikation mehr).

12.1.6 Erfolgsaussichten für eine äußere Wendung

Eine Erfolgsabwägung ist im Interesse der Patientin und beeinflusst die Indikationsstellung zu diesem Eingriff. In einem Score (nach Kainer) wurden 8 Parameter zusammengestellt (siehe ▶ Tab. 12.1), die den Wendungserfolg beeinflussen:
- Plazentalage
- Fruchtwasserindex (FW)

Tab. 12.1: Wendungs-Score nach Kainer (Gynäkologische Praxis, 2003) (Mit freundlicher Genehmigung von Prof. Franz Kainer, München und des Elsevier Urban & Fischer Verlages, München, Jena).

Parameter	2 Punkte	1 Punkt	0 Punkte
Plazentalage	Hinterwand	Vorderwand	Fundus/Seitenwand
Fruchtwasserindex (FWI)	FWI > 7	FWI 4–6	FWI < 3
Nabelschnurum-schlingung	keine	einfach	mehrfach
Fetales Gewicht	< 2.800 g	2.800–3.500 g	> 3.500 g
Fetale Lage (Stellung des Rückens)	I./II. Stellung	dorsoanterior	dorsoposterior
Beweglichkeit des Steißes im Beckeneingang	frei beweglich	heraushebbar	fixiert
Parität	Multipara	Zweitpara	Primipara
Uterustonus	weich	unregelmäßige Wehen	tonisiert, regel-mäßige Wehen

- Nabelschnurumschlingung
- fetales Gewicht
- fetale Lage (Stellung des Rückens)
- Beweglichkeit des Steißes im Beckeneingang
- Parität
- Uterustonus

Bei einem Score-Wert von < 2 gelang die Wendung in keinem, bei einem Score > 9 in allen Fällen. Im mittleren Bereich von 5–7 lag die Erfolgsquote bei 65 %.
Für die Praxis gelten die folgenden Empfehlungen:
- Score > 8: Wendungsversuch empfehlen,
- Score 4–8: individuelles Vorgehen,
- Score < 4: Wendung nicht zu empfehlen.

Die Erfahrung des Operateurs scheint keinen Einfluss auf das Wendungsergebnis zu haben! Bei Schwarzafrikanerinnen ist die Erfolgsquote größer, da der Steiß fast immer frei beweglich ist und erst bei muttermundswirksamen Wehen eintritt.

Merke: Die äußere Wendung ist ein für Mutter und Kind risikoarmes Verfahren dessen Nutzen deutlich überwiegt, wenn die oben ausgeführten Vorraussetzungen befolgt werden. Bei Schmerzen oder lokalen Druckschmerzen sollte das Wendungsmanöver abgebrochen werden (keine grobe Kraft anwenden!).

12.1.7 Äußere Wendung bei Querlage

Bei Querlage ist das Vorgehen das gleiche wie bei Beckenendlage; gelingt die Wendung bei Querlage nicht, ist die Sectio indiziert.

12.1.8 Alternativen zur äußeren Wendung

Folgende Methoden zur Veränderung der Poleinstellung werden empfohlen:
- Moxibustion, Akupunktur oder Akupressur
- Indische Brücke (eine Lagerungstherapie mit Beckenhochlagerung
- Hypnose
- fetale akustische Stimulation (FAS)
- Ingwerpaste
- Ohrpflastertherapie
- Applikation von Lichtblitzen

12.2 Innere Wendung oder kombinierte Wendung

12.2.1 Definition

Drehung des Ungeborenen im Uterus um die Geburt zu ermöglichen durch innere und äußere Handgriffe.

12.2.2 Indikationen

- Der 2. Zwilling wird nach Geburt des 1. Zwillings aus einer Quer- oder selten einer Beckenendlage gewendet.
- Querlage bei Mehr-/Vielgebärenden mit schlaffen Weichteilen und vollständigem Muttermund (auch beim toten Kind).

12.2.3 Voraussetzungen

1. eine Geburt auf normalem Weg ist möglich
2. eine ausreichende Beweglichkeit des Kindes ist vorhanden
3. eine Regional- oder Allgemeinanästhesie ist obligat
4. Lagerung der Patientin in Steinschnittlage (Cave: Bei Nicht-erreichen der Füße wird auf die Seite des Steißes gelagert)
5. ausführliche äußere Untersuchung (Leopld'sche Handgriffe) und Ultraschalldiagnostik von Lage- und Stellung des Rückens
6. innere und äußere Hand müssen steril sein (gegebenenfalls müssen sie in ihrer Funktion gewechselt werden)

12.2.4 Kontraindikationen

- länger zurückliegender Blasensprung mit Oligohydramnie
- sehr straffer Uterus (besonders bei Erstgebärenden)
- pathologisches Kardiotokogramm

Merke: Die kombinierte Wendung ist die gefährlichste vaginale Operation für die Patientin.

12.2.5 Techniken

Äußere Wendung bei Querlage
siehe Kapitel 12.1.7

Kombinierte Wendung bei Querlage
Es wird entweder auf einen Fuß gewendet = unvollkommene Fuß-lage oder auf beide Füße = vollkommene Fußlage. Beim 2. Zwilling in Querlage nach Geburt des 1. Zwillings muss rechtzeitig ge-

wendet werden, d. h., bei vollständigem Muttermund und möglichst stehender Fruchtblase, da hierbei die Drehfähigkeit des Kindes am größten ist.

1. innere Hand = linke Hand bei I. Querlage
2. innere Hand = rechte Hand bei II Querlage
3. Wendung auf den unteren Fuß bei dorsoanteriorer Querlage
4. Wendung auf beide Füße bei dorsoposteriorer Querlage

Phase 1 der Wendung: Innere und äußere Hand befinden sich am Kopf und schieben den Kopf funduswärts hoch (▶ Abb. 12.4).

Phase 2 der Wendung: Innere und äußere Hand sind am Steiß und schieben den Steiß in Richtung Becken. Die innere Hand hangelt sich vom Steiß in Richtung Oberschenkel des Ungeborenen und von dort entlang des Beines zum Fuß oder den Füßen (hilft den Fuß nicht mit der Hand zu verwechseln!) (▶ Abb. 12.5).

Phase 3 der Wendung: Die äußere Hand befindet sich am Kopf und schiebt diesen als erstes funduswärts; danach fasst die innere Hand den Fuß oder die Füße und zieht diesen oder diese vorsichtig nach unten und nach außen bis das Knie/die Knie in der Vulva sichtbar ist/sind und stehen bleibt/bleiben (▶ Abb. 12.6).

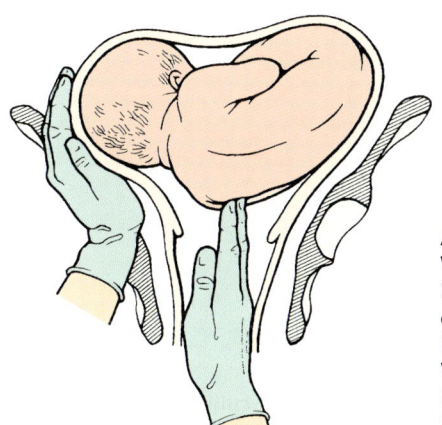

Abb. 12.4: Kombinierte Wendung aus Querlage, Phase 1: Hände am Kopfende (aus Dudenhausen: Praktische Geburtshilfe. Walter de Gruyter Berlin, Boston, 21. Auflage, 2011).

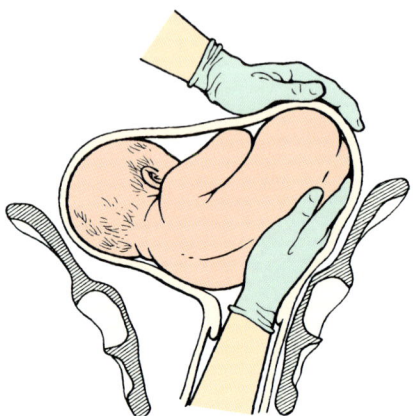

Abb. 12.5: Kombinierte Wendung aus Querlage, Phase 2: die äußere und innere Hand befinden sich am Steiß (aus Dudenhausen: Praktische Geburtshilfe. Walter de Gruyter Berlin, Boston, 21. Auflage, 2011).

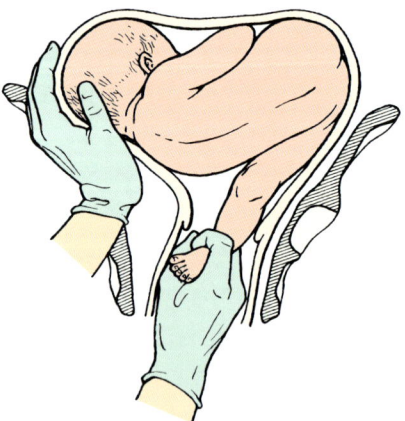

Abb. 12.6: Kombinierte Wendung aus Querlage, Phase 3: die äußere Hand befindet sich wieder am Kopf, die innere Hand am Fuß (aus Dudenhausen: Praktische Geburtshilfe. Walter de Gruyter Berlin, Boston, 21. Auflage, 2011).

Phase 4: Die Wendung ist beendet und es muss eine Pause von einigen Minuten gemacht werden. Warum?
1. Bei Nicht-Befolgen schlagen sich die Arme des Kindes hoch, die Entwicklung ist erschwert.
2. Das Kind muss sich nach der Wendung erholen (siehe CTG-Verlauf).

Phase 5: Extraktion des Kindes
1. Extraktion des Steißes
2. Entwicklung von Schultern und Armen
3. Entwicklung des Kopfes (siehe auch Kapitel 11.7.1)

Merke: Die ganze Extraktion eines Ungeborenen dient bei BEL der Geburtsbeendigung bevor der Steiß geboren ist. Sie ist ein aktives Vorgehen, sofern keine Sectioindikation besteht.

Innere Wendung bei Kopflage auf den Fuß
Definition: Dieses Vorgehen ist technisch schwieriger als bei Querlage. Die innere Hand entspricht der Bauchseite des Kindes und drängt den Kopf soweit funduswärts als möglich.
Wenn der vordere Fuß gefasst worden ist, wird er aus der Vagina herausgeleitet, während die äußere Hand den Kopf maximal in den Fundus uteri drängt.
Voraussetzungen hierfür sind:
• ein vollständiger Muttermund
• Ausschluss eines cephalopelvinen Missverhältnis
• ein lebendes Kind
• ein Blasensprung bzw. Durchführen einer Amniotomie
• eine Regional- oder Allgemeinanästhesie

Merke: Die manuelle ganze Extraktion ist die gefährlichste geburtshilfliche Operation für das Kind (Eingriffsdauer, z. B. Plexusläsionen etc. beim Kind durch den ausgeübten Zug). Sie verläuft deutlich leichter bei gleichzeitigem fundalen Druck (Kristeller), der auch das Hochschlagen der Arme verhindert.

Indikationen: Notwendige zügige Geburt des 2. Zwillings bei BEL.

Merke: Diese Prozedur ist ausschließlich die Aufgabe eines erfahrenen Geburtshelfers. Nähere Einzelheiten zu den Vorgehensweisen bei den einzelnen Arten der BEL, siehe Dudenhausen: Praktische Geburtshilfe, Verlag Walther de Gruyter, Berlin, Boston; 21. Auflage.

Literatur:

ACOG practice patterns (1997): External cephalic version. Int J Gynecol Obstet 59 73–80

Bewley S. Robson SC. Smith M. Glover A. Spencer JAD (1987): The introduction of external cephalic version at term into routine clinical practice. Eur J Obstet Gynecol 69: 965–978

Ferguson II JE, Armstrong MA, Dyson DC (1987): Maternal and fetal factors affecting success of antepartum external cephalic version. Obstet Gynecol 70: 722–725

Flamm BL, Fried MW, Lonky NM, Saurenman Giles Wendy (1991): External cephalic version after previous cesarean section. Am J Obstet Gynecol 165 370–372

Flock F, Stoz F, Paulus W, Scheuerle B, Kreienberg R (1998): Äußere Wendung aus Beckenendlage in Schädellage: Einflussfaktoren, Nutzen und Risiken. Zentralbl Gynäkol 120: 60–65

Fortunato SJ, Mercer LJ, Guzick DS (1988): External cephalic version with tocolysis:factors associated with success. Obstet Gynecol 72: 59–62

Hellstroem AC, Nilsson B, Strange L, Nylund L (1990): When does external cephalic version succeed? Acta Obstet Gynecol Scand 69: 281–285

Hermsteiner M, Kirschbaum M, Brockmann I, Künzel W (1996): Das differenzierte Management der Beckenendlage am Termin. Arch Gynecol Obstet 258 Suppl 1 125

Kainer F, Pertl B, Netzbandt P, Fast C (1994): Der Einfluss der Ultraschalluntersuchung bei der äußeren Wendung der Beckenendlage. Geburtshilfe Frauenheilkd 54: 108–110

Kirschbaum M, Hermsteiner M, Künzel W: (1990): Beckenendlage, Quer- und Schräglage. In: Wulf KH, Schmidt-Mathiesen H (Hrsg.): Klinik der Frauenheilkunde und Geburtshilfe, 2. Auflage, Bd 7/I 192–213

Kirschbaum M, Hermsteiner M, Künzel W (1998): Vaginale und abdominale Entbindung der Beckenendlage.Gynäkologe 31: 761–771
Kubli F (1975): Geburtsleitung bei Beckenendlagen. Gynäkologe 8:
48–57
Lau TK, Lo KWK, Rogers M (1997): Pregnancy Outcome after success-
ful external cephalic version for breech presentation at term. Am J
Obstet Gynecol 176: 218–223
Müller-Holve W, Saling E (1975): Die Anwendung der Tokolyse bei
der äußeren Wendung der Beckenendlage in Terminnähe. Z Ge-
burtshilfe Perinatol 179: 24–29
Pluta M, Schmidt S., Giffei JM, Saling E.(1981): Die äußere Wendung
des Feten aus Beckenendlage in Schädellage in Terminnähe unter
Tokolyse. Z Geburtshilfe Perinatol 185: 207–215
Saling E, de Almeida P, Schwarzenau E (1993): Äußere Wendung des
Feten aus Beckenendlage in Schädellage. Geburtshilfe Frauenheilkd
53: 597–602
Saling E, Müller-Holve W (1975): External cephalic version under to-
colysis. J Perinat Med 3: 115–122
Schmidt S, Wagner U, Vogt M, Schmolling J, Gembruch U, Hans-
mann M, Krebs D (1997): Erfolgskriterien für die äußere Wendung
des Feten aus Beckenendlage in Schädellage. Z Geburtshilfe Neo-
natol 201: 30–34
Schmolling J.,Feodorovivi C., Ulrich, Richter O (2001). Fetomaternale
Makrotransfusion nach Versuch der äußeren Wendung. Z Geburts-
hilfe Neonatol 205: 200–203
Vetter K., Nierhaus M (1998).: Die äußere Wendung des Kindes in
Schädellage. In: Feige/Krause (Hrsg), Urban und Schwarzenberg,
Kapitel 7
Zhang J, Bowes WA, Fortney JA (1993): Efficacy of external cephalic
version: Areview. Obstet Gynecol 82: 306–312